体内毒素から身を守る『アーユルヴェーダの健康法』

大平悦子 著

セルバ出版

はじめに

２０１１年3月11日に発生した東日本大震災の被害者の皆様及び御家族、御友人の皆様、原発事故により避難を強いられた皆様には、心よりお見舞いの言葉を申し上げます。

この大震災にともなった東京電力福島第一原発事故はいまだ収束しておらず、現在でも大量の放射性物質が海や川、大気に放出されています。また、放射性物質が付着した瓦礫を燃やすことで、これまで汚染されていなかった地域にも広範囲に汚染が拡大しています。

私達は呼吸や飲食を通じて、これら大気中に飛散した放射性物質を少しずつ体内にとり込んでいきます。体内にとり込まれた放射性物質は、低線量被曝という形で、じわじわと細胞や遺伝子、特に腺組織、甲状腺と生殖腺を傷つけ、私達の健康を蝕んでいきます。

このような現状を踏まえると、今後より多くの日本人及び外国人が低線量被曝による健康障害に苦しむことが予想されます。

健康障害には、よく知られるガンや白血病、心臓疾患などの重度の病気の他にも、より軽度の循環器・呼吸器系疾患や腫瘍も含まれます。これらの症状は、突然一気に現れるのではなく、少しずつ発症していきます。最初は、慢性疲労やストレス性疾患などの症状のようにあらわれるでしょう。また、低線量放射線被曝との関係性が証明できないかもしれません。

残念ながら、病気の治療を主とする西洋医学は、現在進行中の低線量・内部被曝による健康被害を防ぐにはあまり役立ちません。今、私達に必要なのは、むしろ病気の治療よりも、病気になりにくい心身をつくること、健康を維持することに重点を置く予防医学です。その代表的なものがインドの伝承医学、アーユルヴェーダです。

アーユルヴェーダは、病気発症のプロセスを逆行させることができるだけでなく、病気にかからないたくましい心身をつくるための健康法です。現代医療の分野においても、老化と病気予防のためのアンチエイジング法として、大きく注目されています。その同じ健康法が放射線障害の予防に適用できるのです。

アーユルヴェーダの健康法は古代インドの叡智に基づくもので、古くから民間で行われてきました。その健康法の要は、正しい食生活、生活習慣にあります。

さらに本書では、ご自宅で簡単に実践できる浄化療法やヨーガ呼吸法などもご紹介しています。

最後に、本書を執筆するにあたりご指導・ご支援賜りましたオーストラリア・アーユルヴェーダカレッジの学長であり、アーユルヴェーダ医学博士である Jason Chandler 博士に心より感謝の言葉を申し上げます。

平成25年6月

大平　悦子

体内毒素から身を守る「アーユルヴェーダの健康法」　目次

第三章　食と心の関係

第四章　放射性物質から身を守る食生活

第五章　健康な心身をつくる生活習慣

第六章　心身魂を浄化するデトックス療法

第一章　放射性物質はなぜ危ないのか

1　放射性物質ってなに

放射線は高エネルギーを持った粒子のこと

放射線は「高エネルギーを持った粒子」のことです。放射性物質は放射線を出して別の物質に変化していきます。これを放射性物質の崩壊といい、このような性質を放射能といいます。

懐中電灯に例えると、懐中電灯の光が放射線、光を出す能力が放射能、そして懐中電灯が放射性物質にあたります（図表1）。

【図表1】

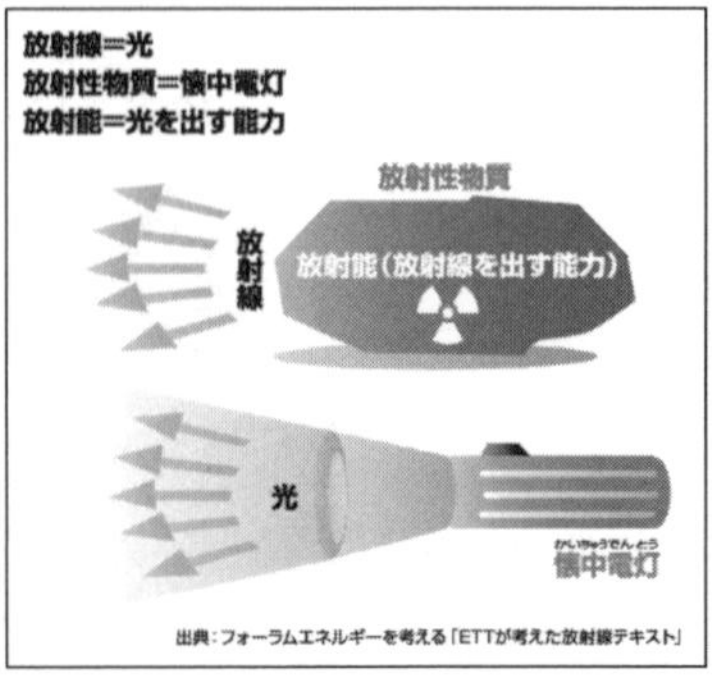

出典：フォーラムエネルギーを考える「ETTが考えた放射線テキスト」

【図表2】

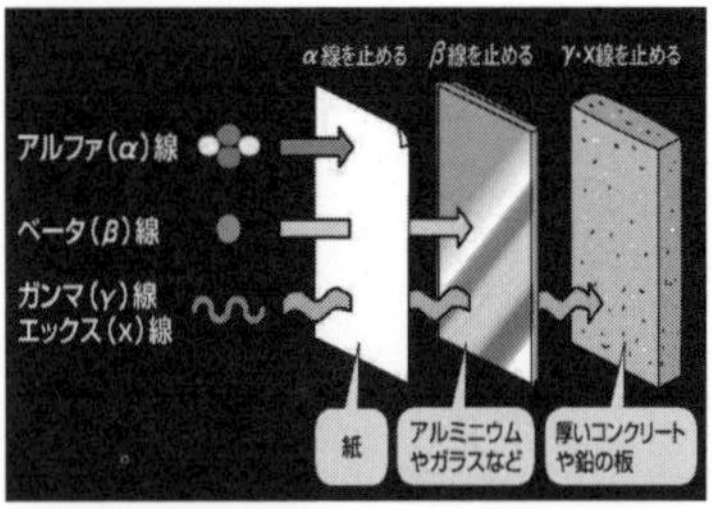

放射線は、広い意味では、すべての電磁波及び粒子線のことです。

一般的には、物質を通過するときに原子や分子をイオン化させる能力がある「電離放射線」が「放射線」と呼ばれています。

放射線にはアルファ（α）線、ベータ（β）線、ガンマ（γ）線、エックス（x）線、中性子線など、いろいろな種類があり、種類によって透過力が異なります（図表2）。

アルファ線を放出する放射性物質

図表2で示すように、アルファ線は紙一枚で遮断でき、皮膚の一番外側にすら通りません。そのため外部被曝ではほとんど問題になりません。しかし、体内に入ると細胞に対するダメージが非常に大きくなります。

アルファ線を放出する放射性物質は、メルトダウンした福島第一原発の3号機のＭＯＸ燃料として使われていたプルトニウムです。これはほんのわずかの吸入で肺ガンを引き起こし、人類史上最も高い毒性を持つ物質といわれています。

ベータ線を主に放出する物質は、ストロンチウム90、ヨウ素131、セシウム137です。またヨウ素131とセシウム137は、ガンマ線も放出します。

放射線の熱は、燃焼中の石炭のように、長時間にわたり熱を保持します。

石炭であれば、私達はその熱さを視覚的にも感覚的にも認識できます。しかし、放射線の場合は、そうもいきません。直接的に大量に被曝しない限り、その膨大な熱エネルギーを感じ取ることができないのです。

放射線は、1200年以上熱を放出し続け、冷却には500年近くかかるといわれています。

このような強いエネルギーは、生態系や人体にどのような影響を与えるのでしょうか。

2　放射線障害はなぜ起こる

放射線障害ってなに

一般的に、放射線障害とは、生物体が放射線に被曝することにより生じる健康障害のことを意味します。これはどのようなメカニズムで起こるのでしょうか。

放射線は生体内を通過する際、原子から電子を引きはがし、細胞を破壊します。もう少し具体的に言うと、「遺伝子（ＤＮＡ）」に作用します。ＤＮＡは身体の設計図のようなもので、二重のらせん状のひもの形をしています。放射線はこのひもを切断するのです（図表３）。

【図表３　放射線によるＤＮＡ切断】

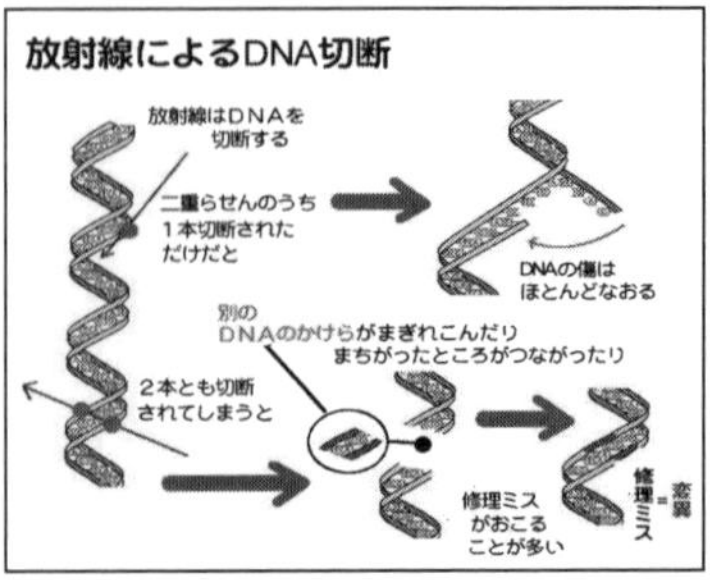
放射線によるDNA切断
放射線はDNAを切断する
二重らせんのうち1本切断されただけだと
DNAの傷はほとんどなおる
別のDNAのかけらがまぎれこんだりまちがったところがつながったり
2本とも切断されてしまうと
修理ミスがおこることが多い
修理ミス＝変異

傷ついた染色体は後にガン発症の原因となる

傷ついた染色体は後にガン発症の原因となったりします。また生殖細胞が傷つくと遺伝的障害をもたらし、被曝は次の世代に引き継がれます。

しかし、それでも私達の細胞は、ＤＮＡの傷を修復できる能力を持っています。もともと新陳代謝によって毎日たくさんの細胞が自然に死に生まれ変わっているので、被曝によって細胞が多少多く死んでも、ある程度のレベルに到達するまでは、生き残った細胞で組織や臓器の働きを補えるため、健康に影響はありません。

それでも被曝量が増え、破壊される細胞がより増えていくと、生き残った細胞が死んだ細胞を補うことができなくなります。言い換えると、修復が間に合わなくなり、なんらかの悪影響が現れ始めます。

被曝による健康障害には個人差がある

被曝による健康障害には個人差があるといわれています。すぐ症状が現れる人もいれば、そうでない人もいます。

特に、長期間にわたる低線量被曝の場合、その原因の特定が大変難しいといわれています。ですから医療費負担は当然全額、私達自身にかかってきます。

被曝の健康リスクに関しては、専門家の間でも、リスクを高く見積もる専門家と低く見積もる専門家に分かれています。リスクを高く見積もる専門家によると、放射線障害に関して、「この量を越えなければ害がでない」というしきい値がなく、たとえ少量の被曝でも、人によっては、ガンや白血病を発症するリスクがあるそうです。

その被曝による影響の受けやすさを「感受性」といいますが、一般的に成人よりも子供、子供よりも胎児、男性よりも女性のほうが感受性は高くなります。これからお母さんになる予定の女性、小さなお子さんを抱える親御さんは、特にご注意ください。

3　内部被曝は外部被曝よりもはるかにダメージが大きい

今直面しているのは、長期間にわたる低線量・内部被曝のリスク

放射線被曝は外部被曝と内部被曝の二つに分けられます。

外部被曝とは、体外にある放射性物質の放射線を被曝することです。

しかし、図表2で示したように、アルファ波は皮膚表皮で止まるので、害はあまりありません。

私達が注意しなければならないのは、より透過力の強いベータ波とガンマ波です。

内部被曝とは、呼吸や飲食によって体内にとり込まれた放射性物質からの放射線を直接体内で浴びることです。

放射線をずっと浴び続けると、細胞やDNAがどんどん傷つき、免疫力や修復力が間に合わなくなります。

体内で直接的かつ持続的に浴びる放射線の影響を避けることはできないため、内部被曝のほうが外部被曝よりも大きな影響を体に与えるのです。

今回の福島第一原発のケースでは、敷地内で作業する原発労働者を除いては、私達が外部被曝による急性被曝症状を発症させるリスクは少ないでしょう。私達が今直面しているのは、長期間にわたる低線量・内部被曝のリスクです。

放射性物質は、代謝や排泄などによって体外に排出されます。こうした過程で体内の放射性物質が半分に減少する期間を「生物学的半減期」、放射性物質の能力（放射能）が半分になる時期を「物理学的半減期」といいます。これら二つの半減期に基づき、生体への影響を考慮して考えられた半減期を「有効半減期」といいます（図表４）。

【図表４　放射線物質の半減期と取り込まれる器官】

放射性核種	物理的半減期	生物学的半減期	有効半減期	主な器官
プルトニウム239	24400年	200年	198年	骨
		500日	500日	肺
ストロンチウム90	29年	50年	18年	骨
		49年	18年	全身
セシウム137	30年	70日	70日	全身
ヨウ素131	8日	138日	7.6日	甲状腺

出典：日本科学者会議福岡支部核問題研究委員会編

放射性物質は、代謝や排泄などで体外に排出される

体内から徐々に排泄されていくのと同時に、体内の放射性物質の放射能も減っていくので、ヨウ素のように物理学的半減期の短い放射性物質の影響は、一度に大量に摂取してしまうようなことがなければ、一時的なものともいえます。

ただ、先ほども申しましたように、傷ついたまま残ってしまった細胞が、後にガンなどの発症原因となることもあります。

また、プルトニウムやストロンチウムなどの生物学的半減期の長いものについては、一度取り入れてしまったら、ほぼ生涯にわたって付き合っていかねばならないでしょう。

4　自然放射線と人工放射線の違い

大気・大地・宇宙から放出される自然放射線

自然界には人類が誕生するずっと前から、大気、大地、宇宙から放出される自然放射線が存在しており、バナナなどの食物などにも含まれています。

大地からかなり高いレベルの自然放射線が放出される地域が世界各地にあり、そういった環境下で生活している人達もいるそうです。

大地には、多くのカリウムや微少のウランなどの物質が含まれています。カリウムは動物や植物の成長には欠かせない物質だそうです。

原発などで発生した人工放射線は体内に蓄積される

自然放射線に対しては生物の適応進化の過程において耐性ができており、体内に蓄積されません。その一方で、原発などで発生した人工放射線に対して生物は適応性を持たず、それらは体内に蓄積されていきます。

放射線遺伝学・名誉教授の市川定夫先生によると、

「人工放射性核種には、生体内で著しく濃縮されるものが多く、それゆえに大きな体内被曝をもたらすという、自然放射性核種には見られない特質がある。それはなぜかというと、生物の進化と適応の過程と密接な関係がある。……このように、人工放射性核種は、自然界になかったものであるため、生物をあざむき、生物が長大な進化の過程で築きあげてきた貴重な性質が、たちまち悲しい宿命に一変するのである。そして、このことこそが、原子力の最大の問題である」。

人工放射線は自然に体外へ排出する作用が働かない

人工放射線は、ここ数十年において人類と地球上の他の生物が初めて遭遇した元素のため、自然に体外へ排出する作用が働きません。

それどころか、たとえば「カルシウム」と似ている元素の場合、間違えて体内にとり込み、特定の部位に蓄積・濃縮させてしまいます。そのため、人工放射線は内部被曝において非常にやっかいなのです。

福島第一原発事故当時、政府やメディアに出てくる学者から、よく次のような発言が聞かれました。

「自然放射線と比べて、今回の人工放射線の量は極めて低いので心配無用です」

「微量の放射線であれば、むしろ人体にとっては良い影響があります」

しかし、それは自然放射線や人工放射線に関わらず、「外部被曝」の場合に限られています。「内部被曝」の場合、人工放射線は、それに耐性を持たない人体に大きな悪影響をもたらします。そのため、私達は、できれば放射性物質は一切体内に蓄積しないほうがよいのです。

5　被曝による健康障害―ヨーロッパの例

放射能汚染の悲劇は、今まさに始まったところ

放射性物質は半減期を過ぎたからといって、なくなってしまうわけではありません。有害性が多少低下した別の放射性物質に変わり、存在し続けます。

壊れた原子炉は制御不能のまま、今もなお放射性物質を放出しています。

飲料水や農作物、食肉、卵、魚貝類など、私達が生きるために食するあらゆるものが汚染されているのです。

放射能汚染の悲劇は、今まさに始まったところです。

福島第一原発事故は、1986年に旧ソ連で起こった史上最悪のチェルノブイリ原発事故と同程度、もしくはそれ以上に深刻と言われています。

そして、チェルノブイリ原発事故における健康被害は、26年後の現在においても、いまだその全容が明らかになっていません。

ドイツの医師たちがまとめたチェルノブイリ事故による健康被害の記録によると、旧ソ連諸国のみならず、ヨーロッパにおいても、北欧、オーストリア、ドイツを中心に多くの国々が放射線管理区域に匹敵する汚染を受け、甚大な健康被害があったそうです。

次世代以降で発症する遺伝障害なども

核戦争防止国際医師会議（ＩＰＰＮＷ）ドイツ支部がまとめた研究データによると、ドイツのバイエルン地方では、チェルノブイリ事故の影響により１０００～３０００人の先天性奇形児が超過発生しました。

国連の委員会の調査によれば、チェルノブイリ地方では１万２０００人～８万３０００人の先天性奇形児が生まれ、全世界では３万～20万人の遺伝的障害を持つ子が生まれています。

ヨーロッパ全体では、チェルノブイリ事故が原因で出生できなかった子供の数は、１００万人以上に上る可能性があります。また、胎児の男女比に有意な変化があり、女児が減少しています。

白血病や癌よりも、非癌性疾患の増加が顕著に見られました。

健康に異常のない人の割合（健康率）は事故後の10年間に激減しました。

避難民では59％から18％に、汚染地域住民では52％から21％に、親が高度被曝したが自身は直接被曝しなかった子供では81％から30％に健康率が低下しました。

（IPPNW（核戦争防止国際医師会議）ドイツ支部（著）、松崎 道幸（翻訳）、「チェルノブイリ原発事故がもたらしたこれだけの人体被害：科学的データは何を示している」から引用）

ヨーロッパにおけるチェルノブイリ事故の影響を考慮すると、日本において数年以内に、ヨーロッパで起こっているような健康被害が起こる恐れが極めて大きいと思われます。

また、日本の場合、チェルノブイリ発生当時のドイツのように、食品や汚染瓦礫の管理が徹底されていないため、その被害がさらに拡大する可能性もあるでしょう。

6　自分の身は自分で守る

私達の健康は誰も守ってくれない

今すでに日本だけでなく、北半球を含め、地球上のさまざまな地域が放射能に汚染されています。私達はこれから何十年、何百年単位で放射能と付き合っていかねばなりません。

もちろん、健康に影響を及ぼす有害物質は放射能だけではありません。重金属などの有害化学物質、残留農薬、添加物、電磁波などの外的要因の他に、ストレス、食生活の乱れ、喫煙、運動・睡眠不足などの内的要因によって不調や病気はもたらされます。これらの外的・内的要因に放射能が加わったのです。

このような状況において、私達の健康は誰が守ってくれるのでしょうか。日本政府？　アメリカ政府？　親？　パートナー？　友人？　それともヒマラヤの仙人？　彼らが私達の健康を気遣い、安全なものを食べさせてくれて、幸せに長生きできるように保証してくれるのでしょうか。もちろん、そんなことありませんよね。

私達には現実を変えるパワーがある

自分以外に自分を守ってあげられる者は、誰もいないのです。

人生という舞台の主役は、自分自身です。主役が病気になって、舞台を降板しなければならなくなるのか、スポットライトの中でいつまでもキラキラ輝き続けるのか、選択するのは自分次第です。私達には現実を変えるパワーがあります。

今すぐそのことに気づいてください。

たとえば、放射能や化学物質、農薬などによる環境汚染はすでに存在しています。これがいわゆる客観的現実です。

しかし、それをどのように受け止め、対応するかを決めるのは自分自身です。

私達一人ひとりが自己努力でそれらの汚染物質をできるだけ避け、食生活や生活習慣をきちんとすることで、外的要因による影響を小さくすることができます。客観的現実を変える前に、まず主観的現実を変えることができるのです。そして、自分自身を変えることで、やがては客観的現実も変わっていきます。

病気や老化を跳ね返す元気な心身をつくる

私達は、自分の心・体・魂だけでなく、住む家（＝地球）、家族（＝生態系）にバランスを取り戻すことができるのです。

その第一歩として、被曝の量をできるだけ減らす食生活を心がけ、生活習慣を整え、体内毒素を出して、病気や老化を跳ね返す元気な心身をつくらねばなりません。

古代の叡智に基づくインドの伝承医学アーユルヴェーダが、その方法を教えてくれます。

ここで覚えておかねばならない大事なことは、アーユルヴェーダは理屈ではなく、心と体で体験するものなのです。その科学的根拠や効能について議論することは無意味です。

古代インドの聖典『バガヴァッド・ギーター』の一節に、ヴィシュヌ神の化身クリシュナが自らの任務を完遂すべく、闘いに消極的な王子アルジュナを説得するシーンがあります。その闘いでは、皆を死に至らしめる毒ガスや化学兵器も使用されていました。その状況下で、アルジュナは猛毒を吸い込みながらも勇敢に、戦士としてのダルマ（義務）を果たすべく戦い続けました。

つまり、なにを言いたいかといいますと、放射能汚染など、現在日本が置かれている危険な状況を瞑想と祈りや古代の民間療法なんかで乗り越えようなんて、馬鹿らしいと鼻で笑っている暇があれば、それが可能かどうか実際に実践してみればいいではないですか。その効果を科学的に実証しようとしている間に、健康被害の方が先にあらわれるかもしれませんよと……。

この世で、私達に与えられた時間は限られています。どうでもよい議論に時間を費やすよりも、一瞬でも長く、心を大いなる存在に結びつけているほうが、よほど有意義な時間を過ごせます。

「他人と過去は変えられないが、自分と未来は変えられる」BY Eric Berne 博士（フロイトの弟子であり、交流分析法を提唱した米国の精神科医）

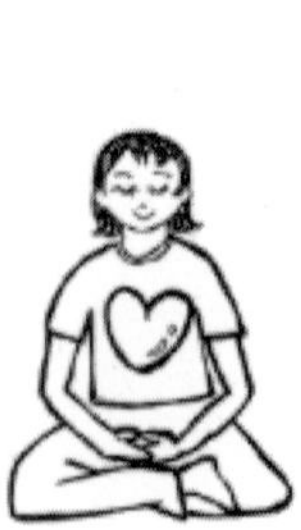

第二章　アーユルヴェーダってなに

1　アーユルヴェーダってなに

古代インドの伝承医学のこと

「アーユルヴェーダって聞いたことはあるけれど、実際に何のことかよくわからない」とおっしゃる方が多いのではないでしょうか。インド式痩身エステのことだと思っている方々もいます。

アーユルヴェーダとは、私達が健康で幸せに長寿を達成できるように、病気やストレスに負けない心と体づくりの方法についての智慧を教えてくれます。

その教えは、何千年もの間、師から弟子に口頭で受け継がれてきました。

世界保健機構代替医療として奨励

世界保健機構（ＷＨＯ）は、アーユルヴェーダを世界最古の科学的で包括的な保健医療システムと呼んでいます。そして、代替医療として正式に奨励しています。アーユルヴェーダは中国、ギリシャ、アラビア、チベットなど、世界各地の伝承医学に影響を与えてきたといわれています。

また、現代医学、中医学、ナチュロパシー、カイロプラクティック、マッサージ、アロマセラピー、その他の関連療法、ホメオパシー、カウンセリング、心理学など、さまざまな分野の健康法の理解と実践を深める上で、アーユルヴェーダは非常に有益であるといわれています。

「アーユルヴェーダ」という言葉は、サンスクリット語のAYUS（アーユス・生命）とVEDA（ヴェーダ・知識体系または科学）という2つの言葉からできています。つまり「生命の科学」、体・心・感情面でのホリスティックな健康、宇宙と調和した状態を目指すことを目的とします。

アーユルヴェーダによると、私達は人間として生まれた限り、心身ともに健康で長生きすることを目標にしなくてはいけません。なぜなら、人間以外の生物には、そうすることができないからです。人間に生まれたということは、輪廻から解脱するチャンスなので、そのゴールに向けて一生懸命に努力すべきなのです（輪廻思想自体については賛否両論ですが…）。

病気や不調は、私達の日常生活の質を低下させる

もし仮に、ガンや白血病などの重度の病気を患ってしまったら、えもいわれぬ苦しみに直面し、自由に行動することもままならない状態になるでしょう。

また、病気とはいえなくても、軽いアトピー、さまざまなアレルギー、片頭痛、慢性便秘、過敏性腸症候群、鬱などの症状、一般によく知られる病気の他にも、原因不明で治療法がわからない、いわゆる「難病」と呼ばれる病気も増えています。病気や不調は疑いなく、私達の日常生活の質を低下させます。

アーユルヴェーダの考え方はシンプルです。心と体の純粋性の高めることにより最適な健康状態を実現できるといっています。

しかし、それが案外、一番難しかったりするのですけれどね（笑）。

2　アーユルヴェーダの起源とヨガ

アーユルヴェーダの起源

同じく古代インドを発祥の地とするヨガは、アーユルヴェーダよりも一足先に、世界的ブームとなっています。日本でも、若い女性を中心として、かなり世間に浸透してきています。

ヨガを行う目的は、シェイプアップや若返り、運動不足、ストレス解消、体力・集中力アップ、精神修行など、人によってさまざまです。

ヨガを通じて心と体のバランスがとれてくると、やがて、そのバランスの取れた状態を維持するために、生活習慣や食生活にも気を使うようになります。

ヨガを通じて、微細な肉体エネルギーに意識を向けるようになるからです。すると、今まで気づかなかった自分の心の状態、外からの影響に対する心と体の反応を客観視できるようになります。

たとえば、ある種の食品や自然環境、人間関係が感情の波を大きく揺らしたり、活力レベルをダウンさせたりすることに気がつくようになります。

また、喫煙、飲酒、睡眠・運動不足などの生活習慣も、心身のバランスに大きな影響を与えることもわかってくるでしょう（もちろん、個人によって気づきのレベルとペースは異なります）。

アーユルヴェーダの起源はまさにこの点にあります。

アーユルヴェーダは一般の人々の健康維持のために民間に広められていく

言い伝えによると、アーユルヴェーダの医学体系は、リシと呼ばれる、古代インドの賢者から生み出されました。彼らは俗世間から離れ、ヨガ修行を積み、健康で幸福に生きるための智慧と超越意識を体得しました。そして、瞑想中にアーユルヴェーダの知識を得ました。

アーユルヴェーダは、リシ達が長時間に及ぶ瞑想や厳しい修行に耐える上で、おおいに役立ったことでしょう。やがて、アーユルヴェーダは、リシ達よりも知力・体力・精神性においてより劣った一般の人々の健康維持のために、民間に広められていきます。

ヨガやアーユルヴェーダを実践して、心と体、自然との調和を回復させるべき

余談ですが、リシ達は何千年以上にも前に、人々が住む集落は村となり、やがて町となり、大都市へと変化すると予言していたそうです。リシ達の予言が的中していたことは明らかです。

今、人類はエイズウイルスや新型肺炎など、過去に例のない新種のウイルスの蔓延に直面しています。そして先進国において、精神病患者の数はうなぎのぼりに増えています。

複雑になった社会システムの中で、人間は欲望に翻弄され、心と体のバランスを崩し病気になっています。その上、地球を我が物顔で占領し、生態系のバランスを破壊し、お互いに傷つけ合い、殺し合っています。その最たる象徴が核兵器であり、原発でしょう。

今こそ、古代の賢人の教えに基づき、ヨガやアーユルヴェーダを実践して、心と体、自然との調和を回復させるべきです。

3　アーユルヴェーダの8部門

アーユルヴェーダの専門科

西洋医学に内科、外科、皮膚科などの専門分野が設けられているように、アーユルヴェーダには大きく分けて8部門の専門科があります。

【図表5　アーユルヴェーダの専門科】

①　総合内科
②　小児科・産婦人科
③　心理学・精神科
④　耳鼻咽喉科（鎖骨から上の器官）
⑤　外科
⑥　毒物科（自然界に存在する動物性、植物性、鉱物性の毒による病気を治療する分野）
⑦　強壮学・若返り
⑧　強精学・不妊治療

専門科の特徴

総合内科は、さまざまな病気の診断と治療を扱う最も重要な部門です。

アーユルヴェーダの世界では、私達は、単に肉体的な体だけではなく、精神、魂、感情も含めたホリスティックな存在なのです。よって、アーユルヴェーダにおける治療や薬の処方は、肉体のみを対象にするのではなく、どのように精神や魂を健康にするかということについても同様に関係してきます。

小児科・産婦人科は、アーユルヴェーダ特有のものです。

幼少期を健康に過ごすことが、生涯を通じて、質のよい健康の土台となると考えられているため、この部門は非常に重要です。受精の瞬間から18歳くらいまでのさまざまな段階における、食事、養生、栄養、病気予防法などがさまざまな視点で扱われています。

〈心理学・精神科は、直訳すると、鬼神学となります。

この部門では、悪魔にとりつかれたときの精神状態や病気の対処法が扱われています。悪魔にとりつかれているかどうかを判断するのは、いわゆる霊能者のような専門家ですが、そういった専門家自体が現代ではあまり存在しません。いたとしてもその信憑性が疑われるので、現代では、むしろ、心の問題として扱われます。

耳鼻咽喉科、歯科は、鼻、耳、口、喉、眼などの鎖骨から上の器官の治療を扱います。外科では、病気の治療として西洋医学のような外科手術が行われます。

毒物科では、特定の毒に対する解毒剤や、毒素を体の外にだすさまざまな方法が述べられています。その毒は、生き物による毒（へび、蜘蛛、蚊、昆虫など毒をもつ生物にかまれた場合）、鉛、水銀、ヒ素、放射性物質などの重金属性の毒、トリカブト、ベラドンナなどの植物性の毒などを含みます。

強壮学・若返りの部門については、後ほどじっくりお話しします。この部門におけるアンチエイジング法が、放射線被曝によって損傷した細胞の修復に最も重要だからです。

強精学・不妊治療では、質のよい健康な子供を生むために、生殖能力を高める（精子や卵子を増やす）方法を扱います。

4　予防医学としてのアーユルヴェーダ

アーユルヴェーダの注目のポイント

アーユルヴェーダは、太古の昔につくられた医学体系なのですが、現代医学においても世界的に大きな注目を浴びています。

その注目のポイントは、「予防医学」としてのアーユルヴェーダの特徴です。

また、現代の発展した医療技術があっても、病気がどうにもならない状態まで悪化してしまうと、治療は不可能になってしまいます。

たとえ治療できる場合でも、かなり高額な費用がかかってしまったり、難しい外科手術を受けなくてはならなかったりと、いずれにしても、非常に苦しい思いをすることになります。

不調の元となる原因を探し出す

アーユルヴェーダでは不調の元となる原因を探し出すことから始めます。そのためにこれらを参考にします。

1　食生活
2　生活習慣

3　心理的・感情的な問題
4　遺伝、先天性の病気
5　家庭・職場環境
　そして、消化力・代謝の状態、未消化物の蓄積度合い、体力・免疫力、どの（五大元素で表される）生命エネルギーが乱れているかを診断していきます。

アーユルヴェーダのやり方

　繰り返しますが、アーユルヴェーダでは、健康とは、体・心・感情の調和がとれた状態のことを示します。

　これがいわゆる「自然治癒力または免疫力が働く」ということです。

　生体の内外の環境変化に応じて、生体のシステムの秩序を安定して保つ働きを「ホメオスタシス」といいますが、この働きがその例の1つです。

　病気がどんどん悪化する前に、その自然治癒力を活性化させて、体自身が自然に回復できるよう手助けする、これがアーユルヴェーダのやり方です。

　病気を患ってからの治療だけでなく、生活習慣の改善、食事法、穏やかに生きるための哲学などを通じて、寿命や心身の健やかさを増進させ、病気の悪化を防いだり遅らせたり、再発を予防したりすることもできます。

5　病気発症の6段階

病気の早期発見の6段階

　アーユルヴェーダでは、病気の発症の6段階を設けることによって、病気の早期発見を可能としています。

1. 体内毒素（未消化物）の蓄積
2. 蓄積の悪化
3. 汚染したエネルギーの拡散
4. 定着
5. 病気の発症
6. 慢性化

【図表6　病気発症の6段階】

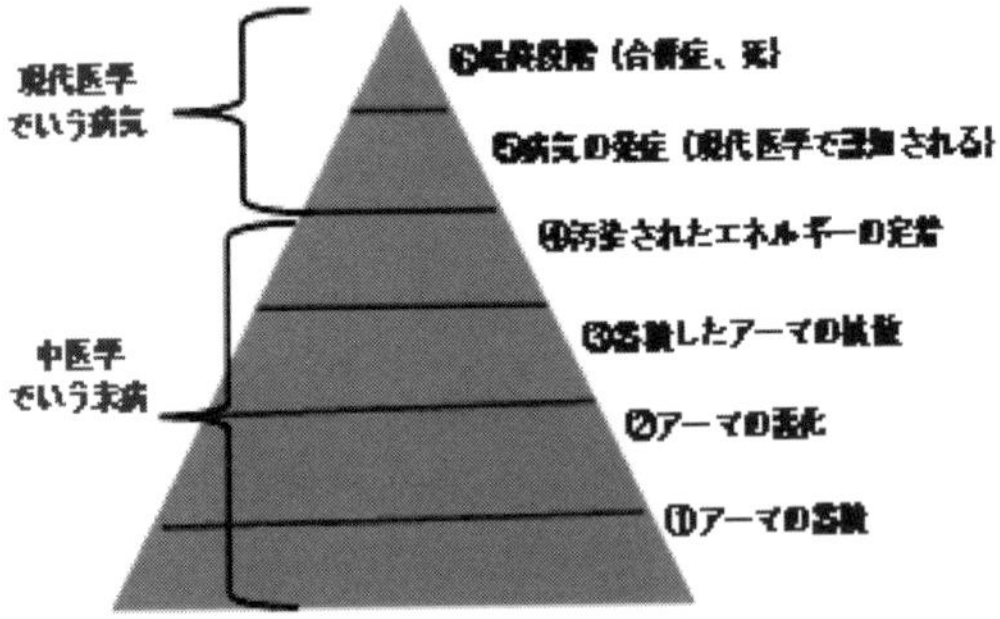

6段階の特徴

　最初の段階では、気候の変化や放射線被曝のような外的要因、もしくは食生活の乱れ、睡眠不足、ストレスなどの内的要因によって、毒素が体内に蓄積していきます。この段階では、下痢や便秘、疲労感など、比較的軽い体調の変化が感じられます。ここで十分な休息や睡眠などをとっておくと、不調はすぐに解消されることです。

しかし、そのままの状態でいけば、毒素はどんどん溜まっていきます。これが第2段階で起ることです。毒素がどんどん蓄積することにより、血液や細胞は汚れていきます。そして、その汚染が体内において広がっていきます。広がった汚染は、遺伝的に弱い部分を見つけます。そして細胞組織を傷つけ、器官の正常な働きに支障をもたらします。

内部被曝の場合、放射性物質の種類によって、定着する部位は異なります。先に述べたように、ヨウ素131は主に甲状腺、セシウム137は筋肉、ストロンチウムは骨に蓄積されます。

多くの人は、この段階で体の異変に気づくのですが、元々弱い部位だからと放っておくことがあります。中医学などでは、第4段階までをいわゆる「未病」と呼んでいます。

そして、第5段階において、いよいよ現代医学においても病気が確認され、病気が発症したことが明らかになります。汚染は体の隅々まで影響を及ぼし、生理機能のバランスを崩します。病気は慢性化し、合併症や死を伴う深刻な病気にまで展開することもあります。この段階では、病気はほとんど取り返しのつかない状態になっています。

このように、アーユルヴェーダでは、レントゲンやCTなどで病状を可視化できない早期段階でも、肉体エネルギーの不調和を特定でき、食事療法や生活習慣の改善、薬草投与やセラピーを施すことによって、病気を逆行させることができます。しかも、病気を逆行できるだけでなく、不調和を患う前よりも、より健康に、心身を強化することができるのです。

6　体内毒素が体を錆びつかせる

アーマは否定的な感情・消化と代謝の機能不全の産物

アーユルヴェーダでは、サンスクリット語で「アーマ」と呼ばれる体内毒素または未消化物の蓄積が疫力を低下させ、老化や病気をもたらすといわれています。

アーマは「否定的な感情、消化と代謝の機能不全の産物」と定義されます。ところで、未消化物とは何のことでしょう。

その名のとおり、消化が不完全であったため、未消化のまま体内に溜まっているもののことです。日常生活において、私達が食べたもののすべてが、完全に消化され、エネルギーに転換されているわけではありません。この未消化物（アーマ）は、食生活・生活習慣・メンタル面の乱れによる消化力の低下、消化不良によって蓄積します。

アーマの定着した場所が、病気発症のスタートポイント

アーマは胃腸や血管、細胞組織などの内部に蓄積します。

アーマが蓄積すると、体が錆びつき、血液がドロドロになり、代謝・免疫力が落ちてきます。やがて体内の特定の部位（とりわけ遺伝的に弱い部位）に定着していきます。

その定着した場所が、病気発症のスタートポイントとなるのです。

特定の場所に定着したアーマがそのまま放置されると、症状はどんどん悪化し、やがてはより深刻な病気を発症させます。

肥満や発汗障害、強い体臭、口内炎、ニキビ、頭痛、便秘または下痢、心身のだるさ、集中力・記憶力の低下、老化、発熱やインフルエンザ、アレルギー、花粉症、喘息、アトピー性皮膚炎など、免疫系の弱さに関連する慢性疾患など、ほとんどの病気の裏に潜む原因が、このアーマなのです。

また胃腸に蓄積したアーマは、口臭の原因にもなります。

その他にもガン、動脈硬化、脳血管障害、心筋梗塞、糖尿病など、より深刻な病気の引き金ともなります。

西洋医学では、アーマは、活性酸素及びフリーラジカルと解釈

ちなみに西洋医学では、アーマは、活性酸素及びフリーラジカルと解釈されます。

活性酸素は、放射性物質、残留農薬、食品添加物、重金属、化学物質などを体内にとり込むことによって発生しやすくなります。

活性酸素はシュウ酸塩、尿酸、グルコース、血清コレステロールの増加などをもたらします。もちろん、これらすべてが体のサビの原因となります。

シュウ酸塩とは、シュウ酸の塩のことで、それによって生成されたカルシウム塩は、カルシウムの生物学的利用能（バイオアベイラビリティ）を低下させるといわれています。

7　究極のアンチエイジング

アンチエイジング（老化防止・若返り療法）とは

人間誰しも、いつまでも元気で若々しくありたい、と願うものです。

近年、医療技術の発展によって老化のメカニズムが解明されるとともに、アンチエイジングに対する人々の関心は急速に広がってきています。

アンチエイジング（老化防止・若返り療法）は、加齢による老化の原因となる要因を抑制したり予防したりすることによって、いつまでも若々しい外見と病気にならない体をつくります。さらには、老化を抑制することにより病気の発症を予防することができるので、健康に長生きすることが可能になります

ラサーヤナ

この分野については、先ほどお話したアーユルヴェーダの8部門の1つとして、サンスクリット語で「ラサーヤナ」と呼ばれる専門部門があります。

ラサーヤナでは、長生きするために、個人が若々しく活力にあふれ、その肉体、精神、魂が健康にすることを目的とします。いくら体が健康でも、心と感情のバランスが乱れていれば、その人は

やがて体の健康も損ねてしまう可能性があるため、ここでは肉体だけでなく、心の平和や健やかさ、感情バランスも同じくらい重要と見なされます。

昔の人の叡智が、現代人の若返りに役立つ

この何千年もの昔の人の叡智が、現代人の若返りに役立つのです。そして、その同じ方法が放射能防御にも使えるのです。

放射線障害や老化、その他すべての病気の発症に深く関わっているのは、アーマ、つまり活性酸素という体のサビの源です。

アーユルヴェーダの古典教科書、「チャラカサンヒター」には、次のように記載されています。

「アーユルヴェーダのラサーヤナ療法を受けることによって、長寿、記憶力、知性、健康を増進し、若さを保つことができる。皮膚に艶を与え、輝きを増し、はりのある声をもたらし、五感や運動器官を強くする」。

アーユルヴェーダハーブ

インドのケララに拠点を置くPushpagiri医学研究センターのMenon AdityaとC. K. K. Nairの研究結果によると、もちろん被曝量にもよりますが、アーユルヴェーダのラサーヤナ（若返り）ハーブ（ブラフマーラサーヤナ、チャヴァンプラシャ）を摂取することで、老化のペースを速める活性酸素の働きを抑え、放射線被曝によるＤＮＡの損傷を修復することができることが証明されました。

8　大宇宙と小宇宙を構成する5つの元素

アーユルヴェーダの世界観

アーユルヴェーダの世界観を簡単にご紹介します。

アーユルヴェーダでは、人間や動物、植物、鉱物を含めた宇宙に存在するすべてのものが5つの元素（空・風・火・水・地）でできていると考えられています。これを五大元素（サンスクリット語で「パンチャマハブータ」）といいます。

まず、宇宙の何もない空間（空の元素）に、揺らぎが生じて風が発生します。風の動きは、摩擦を起こし、それから熱を起こして、火の元素が生まれました。火の熱によって空の元素が溶けて水となり、さらに溶けて固まり地の元素が生まれました。

私達人間は、宇宙の中にある小宇宙のような存在であるといわれています。

宇宙に存在するものはすべて私達の内にあり、私達の内にあるものは宇宙にも存在します。ですから、宇宙が五大元素でできているのならば、

【図表7　5つの元素】

元素	感覚	感覚器官	行為	行為器官
空	聴く	耳	話す	舌
風	触る	皮膚	握る	手
火	見る	目	歩く	足
水	味わう	舌	生殖する	性器
地	嗅ぐ	鼻	排泄する	肛門

私達も当然五大元素でできているのです。

5つの元素（空・風・火・水・地）

「空」は、空間をあらわします。私達の体内にも口・鼻・消化管・気道・腹腔・毛細血管・リンパ管・組織・細胞内の空間などさまざまな空間があります。また「空」は霊性と肉体の調和、宇宙とのつながりを意味します。軽い・微細・不規則・浸潤性などの特徴があり、耳と聴覚を司ります。

「風」は、動きや音をあらわします。天体の動き、大気の動き、プレートの動き。宇宙にはさまざまな動きがあります。体内では筋肉の収縮・心臓の拍動・肺の伸展と収縮・胃腸の動きなどが、風の動きをあらわしています。軽い・冷たい・乾燥・動き・不規則・不安定などの特徴があり、神経の流れも司ります。

「火」は、変換・代謝の力をあらわします。体内では主に消化器系で働き、すべての代謝機能を司ります。消化吸収・体温調整・視力・思考力（知性）も火の作用です。熱い・鋭い・軽い・光沢・変換する力などの特徴があり、目と視覚も司ります。

「水」は、結合する力をあらわします。人間の体の約70％は液体でできているといわれています。唾液腺の分泌物・血漿・リンパ液など、水は細胞組織や各々の器官の機能になくてはならない要素です。重い・流動性・液体・柔らか・親和性などの特徴があり、舌と味覚を司ります。

「地」は、固体・構造など人の土台をあらわします。体内では骨・筋肉・爪・毛髪などの構造物となります。重い・頑丈・冷たい・安定性・統合する力などの特徴があり、鼻と臭覚を司ります。

5大元素の不調和は心身に症状が出る

私達の体を構成するエネルギーである五大元素のバランスが何らかの理由で不調和となると、心身に特定の症状があらわれると考えられています。五大元素は体内においてそれぞれ感覚器官と行為器官に結びついています。

前掲の図表7をみてください。「聴く」という耳の感覚器官の働きは、空元素を通じて行われます。「聴く」ことによって「話す」ことが可能になり、そして「話す」には舌を使わねばなりません。そのため空元素のバランスが乱れているとき、突発性難聴を患ってしまったり、頭がボーっとして人の話がよく耳に入ってこないため、意味不明な話をしてしまったりということがあります。

「触る」という皮膚の感覚は、「手で触る」「手で握る」などの行為に対応しています。そのため風元素のバランスが乱れているときは、マッサージや温浴など皮膚に心地よい刺激を与えるセラピーによって、バランスを回復させることができます。

また、たとえば、歩きすぎて足を使い過ぎた場合、火の元素のバランスが乱れるので、目も痛くなったり重く感じられたりするかもしれません。

五大元素は体内において、さらに3つの生命エネルギー（ヴァ―タ、ピッタ、カパ）、7つの身体を構成する組織（血漿、血液、筋肉、脂肪、骨、骨髄、生殖組織）と3つの老廃物（小便、大便、汗）であらわれます。

次に、私達の体質を決める、その3つの生命エネルギーについてご説明します。

9　3つの生命エネルギー

私達の体質を決める3つの生命エネルギー

アーユルヴェーダによると、五大元素が人間の体を機能させているのですが、これらの元素はさらに、サンスクリット語で「トリドーシャ」と呼ばれる3つの生命エネルギーにまとめられます（「トリ」は「3つ」をあらわします）。

1　空と風のエネルギーをヴァータ
2　火と水のエネルギーをピッタ
3　水と土のエネルギーをカパ

3つのエネルギーのバランスがとれているときが最適な健康状態で

これらの生命エネルギーは、目には見えない無形の機能的知性であり、体内の細胞組織とその機能を司ります。

つまり、私達の肉体はこれら3つのエネルギーによって機能しているのです。

3つのエネルギーのバランスがとれているときが最適な健康な状態であり、どれか1つでもバランスが崩れると、その影響が心身にあらわれます。

【図表８　３つの生命エネルギー】

	カパ（水と地）	ピッタ（火と水）	ヴァータ（空と風）
性質	重さ、安定、冷たさ、粘着	熱さ、鋭さ、軽さ	速さ、軽さ、動き、冷たさ
機能	肉体構造、組織・細胞の維持	代謝、エネルギー変換	運動；体内物質の移動
作用	構造・結合、体力・抵抗力、構造の維持、愛情深さ、寛容さ	分析・エネルギー・消化・代謝・情熱的、知性	活発さ、呼吸・運動・運送、創造性・コミュニケーション
優勢な時間・季節	６時から10時・春・幼少期～若年期	10時から２時・夏～初秋・青年期～中年期	２時から６時・秋～冬・老年期

また、ドーシャは人生や日々の生活、時間、季節などのあらゆる場面・環境に存在し、私達に影響を与えます（宇宙は五大元素から成り立っているからです）。

ドーシャは1日の時間の流れの影響を受けます。4時間ごとにカパ、ピッタ、ヴァータが交代するので「ドーシャ・クロック（時計）」と呼ばれます。

カパが優勢な時間帯にはカパを増やさないようにすることでバランスをとることができます。

さらに、ドーシャは1日の中においてだけでなく、1年の季節において、あるいは人間の一生涯においても、優勢な季節、年齢があります。

たとえば、カパが優勢な幼年期から青年期にかけては、肉体構造をつくり上げている時期です。

ピッタが優勢な青年期後半から中年期は、人生において、キャリアを積んだり、家庭を築いたり最も忙しく、熱が入る時期です。

ヴァ―タが優勢な老年期には、風の動きの力がどんどん老化を悪化させていきます。

10　アーユルヴェーダの体質論

私達が持って生まれた体質は一生涯変わらない

アーユルヴェーダでは、私達が持って生まれた体質は、卵子と精子が受精した瞬間に決まり、それは一生涯変わらないといわれています。

体内の細胞1つひとつが、ヴァ―タ・ピッタ・カパの3つのドーシャ（生命エネルギー）で構成されているため、ここでは体質は、どのドーシャの割合が大きいか（つまり、どのドーシャバランスが乱れやすいか）によって決まります。

そして、どのドーシャの割合が大きいかによって、その人の体形、歯並び、身長などの外見、ものの考え方や感じ方、行動パターン、かかりやすい病気などの傾向が決まってきます。

ほとんどの人は複数のドーシャの混合型で、3つのエネルギーの割合が同じという人は非常に稀です。次のように、7つの体質があります。

・ヴァータ、ピッタ、カパ（1つのドーシャが圧倒的に優位な単一型）
・ヴァータ・ピッタ、ヴァータ・カパ、ピッタ・カパ（2つのドーシャがほぼ同程度に優位な混合型）
・ヴァータ・ピッタ・カパ（3つのドーシャがほぼ同程度に優位な混合型）

2つのドーシャの混合型では、どちらか一方が若干より優位になります。

3つの体質の特徴

それでは、それぞれの体質の特徴を見ていきましょう。

【図表9　3つの体質の特徴①ヴァータ（空、風）】

一運動のエネルギー<体内における運搬や循環、異化作用を担う>

★ヴァーータ体質の外見・肉体的性質上の特徴：	★ヴァータのバランスが乱れると
①　体格は華奢で痩せていて、身長は極端に低いか高い。 ②　皮膚は冷たく乾燥気味で、髪も乾燥している ③　歯並びは悪く、大小不ぞろいのことが多い。 ④　皮膚に血管などが浮き出て見える。 ⑤　機敏で活発な反面、持続力がなく、あきっぽい。 ⑥　行動力があり、想像力が豊か。 ⑦　新しいものや変化を好み、記憶や理解は早いが忘れっぽい。	①　肌や髪のかさつき、乾燥。 ②　寝つきが悪く、睡眠不足ぎみ。 ③　腸の調子が悪く、便秘気味で、ガスが溜まりおならが多い。 ④　冷え性、肩こり、首のこり、頭痛、腹痛、筋肉痛などの痛みや痙攣が起こる。 ⑤　意志力、集中力、記憶力の低下、不安、恐怖感が強くなる、自律神経失調症。

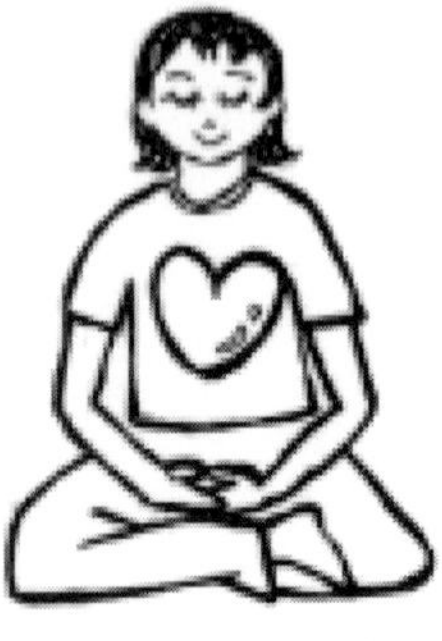

【図表 10　３つの体質の特徴②ピッタ（火、水）】

一変換のエネルギー＜体内における代謝や消化作用を担う＞

★ピッタ体質の外見・肉体的性質上の特徴	★ピッタのバランスが乱れると
①　中肉中背で、均整のとれた体格。 ②　日焼けしやすいので小麦色の肌をしている人が多い。 ③　熱が体内に多いので寒さに強いが、暑さに弱く汗っかき。 ④　勇敢で機転がきき、集中力や知性に富む。 ⑤　行動や話に無駄がなく、リーダーに向いている。 ⑥　火の作用で知性は働くので頭がよい。 ⑦　目つきは知的で鋭く、情熱的。	①　過剰な食欲とのどの渇き、体と排泄物（尿、便、汗、目、皮膚）の黄ばみ。 ②　灼熱感、熱、汗、潰瘍、膿など。 ③　欲求不満、怒り、敵意、苛立ち、批判的、無神経。 ④　強い体臭、皮膚炎、発疹、にきび、痒み ⑤　胃酸過多、胸やけ、肝臓、胆嚢、胃腸の病気。

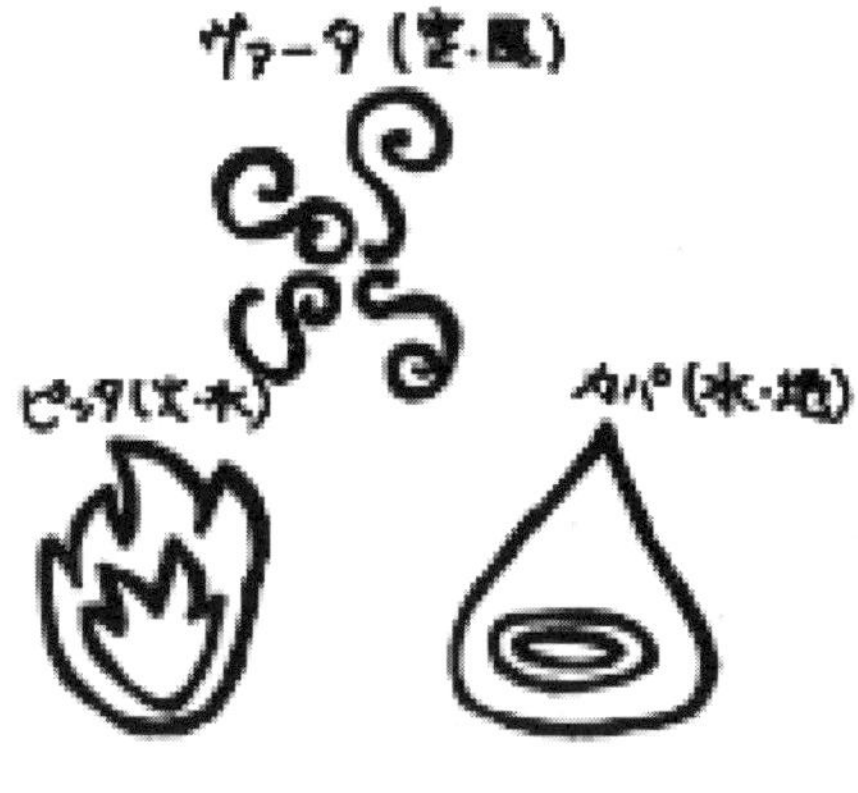

【図表 11　3つの体質の特徴③カパ（水、地）】

―結合のエネルギー<構造や体力・免疫力を維持し、同化作用を担う>

★カパ体質の外見・肉体的性質上の特徴	★カパのバランスが乱れると
①　がっちりした体格、体力 / 持続力がある。 ②　目はしっとり濡れて大きく、睫も長い。 ③　髪も黒くてしっとりして艶がある。 ④　皮膚は色白で冷たく湿っているが滑らか。 ⑤　歯は大きく歯並びが良く、体臭も強くない。 ⑥　どこでもぐっすり眠れる。 ⑦　穏やかで寛大、情にもろい平和主義者。 ⑧　献身的で母性本能も旺盛。 ⑨　覚えるまで時間がかかるが一度覚えたことは長い間忘れない。	①　消化不全、過度の唾液分泌、食後すぐの倦怠感、だるさ。 ②　低体温症、過度の睡眠、体重増加、糖尿病、関節炎。 ③　咳、気管支炎、喘息、アレルギー、蓄膿症。 ④　体の硬直、脂っぽくなる、痒み、冷え性、閉塞症、むくみ。 ⑤　倦怠感、明確さとやる気のなさ、憂鬱、強い執着心や依存心、強欲、変化を受け入れられない。

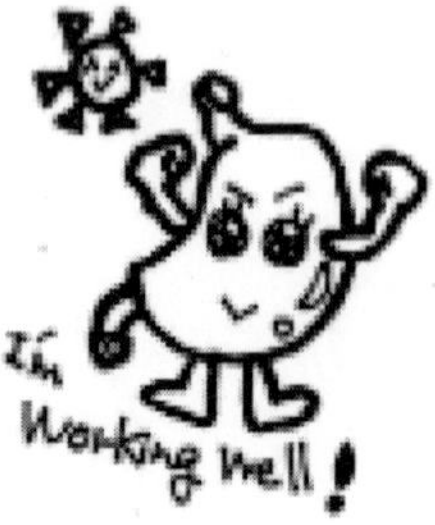

第三章　食と心の関係

1　3つのメンタルエネルギー

3つのメンタルエネルギーバランス

アーユルヴェーダでは、身体機能を司る3つの生命エネルギー（トリドーシャ）と同様に、心にも3つのエネルギーまたは性質があるといわれています。これを「トリグナ」といいます（「トリ」は「3つ」、「グナ」は「性質」をあらわします）。

1　タマス（怠性、無知、暗黒性）不活発な状態
2　ラジャス（動性、激動、激情）活動が活発な状態
3　サットヴァ（純粋性、調和）調和のとれた状態

これら3つのメンタルエネルギーバランスが、心身の健康を保つ上で、非常に重要になります。心と体は非常に密接に影響し合うからです。

「病は気から」ともいうでしょう。

たとえば、メンタル面で重くてだるいタマスの割合が増えると、肉体面ではカパがアンバランスになりま

【図表12　3つのメンタルエネルギー】

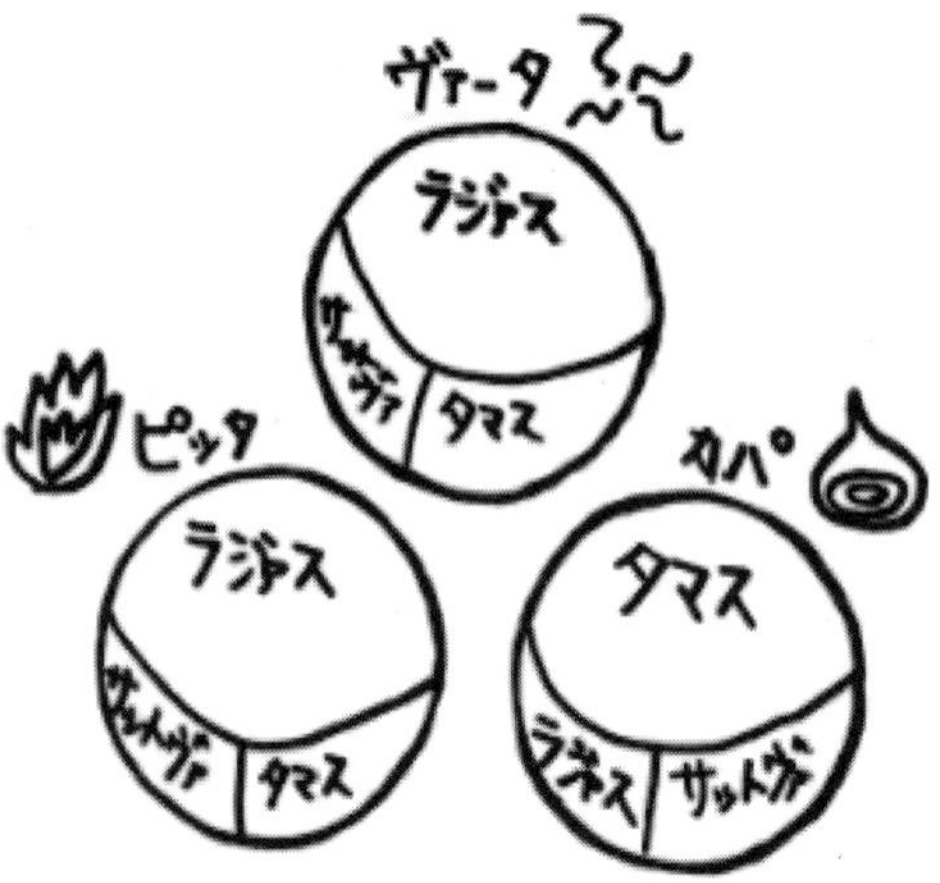

す。その結果、体も重く、気怠く、むくみ、風邪を引きやすくなったり、鬱っぽくなったりします。

ラジャスが増えるということは、メンタル面での活動が活発になること、つまり、考え過ぎたり、せっかちになったりすることを意味します。その結果、ヴァ―タとピッタがアンバランスになり、便秘、不眠症、消化不良、肌荒れなどの症状が起こります。

サットヴァの割合が高い人

サットヴァの割合が高い人は、日常生活において、物事をあるがままに受け入れる姿勢でいます。精神的ストレスが少ないどころか、いつも心穏やかでいられます。自分自身の心と体を大事にし、宇宙に存在するすべての生命体を守ることについても、高い意識をもちます。

ラジャスとタマスの割合が高い人は、自己中心的で不安定で感情的、自信喪失、自虐的、無気力、懐疑的になりがちです。また、宇宙の偉大なる存在とのつながりが見えないので、刹那的な快楽を求めたり、自分自身や周囲の人々、動物、自然環境に対して破壊的になります。また、ドラッグやアルコール、性行為に溺れる傾向があります。

病の90％以上は、ラジャスとタマスに原因がある

アーユルヴェーダでは、病の90％以上は、ラジャスとタマスに原因があるといわれています。

サットヴァは調和のエネルギーなので、すべてのエネルギーバランスをとります。そのため、メンタル面において常にサットヴァの割合を増やすように心がけていると、病を寄せつけない強い体

をつくることができます。

たとえ病にかかっても、サットヴァの割合が高いと、物事の良し悪しを判断し、賢明な判断を下すことができるので、正しい医者や治療法を見つけ、それに従うことができます。

さらに、セルフコントロールが可能なので、健康を損ねる有害な環境・食べ物・人間関係から距離を置くことができます。ちなみに、タマスが高いと、そもそも何が正しいか判断できないし、医者の言うことも聞きません。そのため、なかなか回復できず、症状を悪化させることもあります。そのため、ラジャスが高い患者は疑い深く、適切な医者や治療法を探して、あちこち探し回ります。そのため、タマスと同様に、回復に時間がかかるかもしれません。

メンタルエネルギーのアンバランスが

最近は、鬱病、不安・パニック障害などの精神疾患を患い、仕事を休職・辞職せざるえなくなるケース、家に引きこもってしまうケース、自殺などの話をよく耳にします。

アーユルヴェーダ的視点では、これらはもちろんメンタルエネルギーのアンバランスが原因で起こることです。具体的には、ラジャスとタマスの増加です。

引きこもりの場合、家の中にこもることなので、一見タマスだけの増加に思えます。しかし、引きこもっている人達の多くのマインドは、悩みや考えで一杯になっており、過剰なメンタル活動がありまます。それはラジャスの作用です。

また、自殺などのアクションを起こすにも、ラジャスの力が作用していなければ、実行できません。ただ、動機の面では、思いっきりタマスです。

肉体滅ぼしても、魂は死なないので、単なる現実逃避にしかなりません。そして、そもそも私達が何のために生まれてきたのか、という根本的な問題の解決にはなりません。そういった真実が見えていないという点においてタマスが大きく作用しています。サットヴァはもちろん、常にこういった真実を理解しています。

ラジャスが過剰になっていると、次のような傾向が強くなります。

・優柔不断でいつも気持ちが揺れ動いている。
・休みなく活動する
・神経質で不安な気持ちになりがち
・分裂的で、判断や行動に一貫性がない
・感傷的・感情的になりがち

タマスが過剰になっていると、次のような傾向が強くなります。

・恐怖感が強い
・うそをついたりよく秘密にしたりする
・憂鬱な気持ちになり自殺を考えたりもする
・自己破壊的・自虐的になりがち、執念深い
・人がいないところでよくないことや不正をしてしまう
・何事も大雑把、怠惰で鈍感になりがち

2　メンタルエネルギーの男女差

３つのエネルギーの割合は、男女差がある

また一方で、これら３つのエネルギーは同等に必要とされます。

ラジャスが働かなければ、活動できないので一日中何もしないことになります。

タマスが働かなければ、休憩し、睡眠をとったりして体を休めることができません。

これら３つのエネルギーの割合は、男女差があるといわれています（図表13）。

【図表13　メンタルエネルギーの男女差】

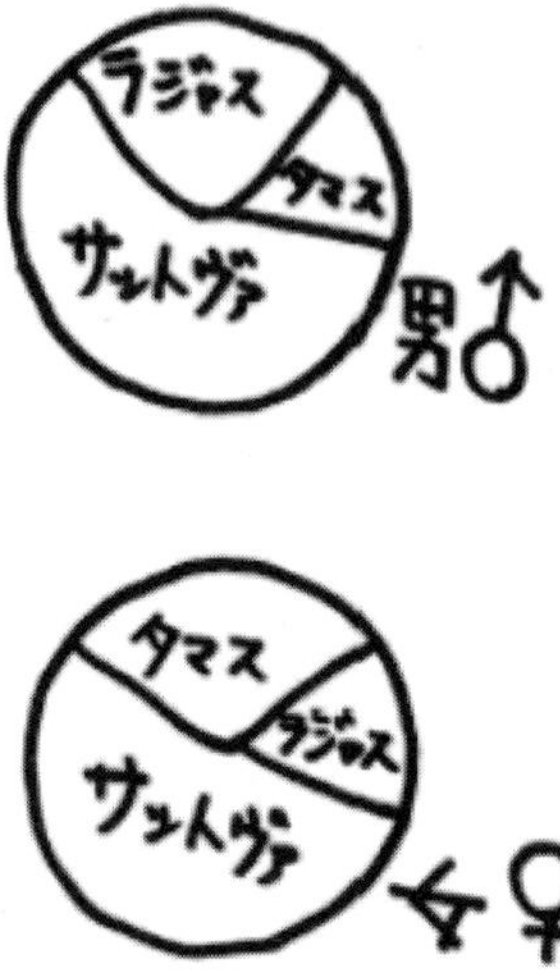

男性は外に行って働かなくてはならないので、ラジャスの割合が女性よりも若干大きくなっています。

女性は家の中で家族の面倒をみなければならないので、タマスの割合が若干大きくなっています。

もちろん、太古の昔と違って、現代では女性も社会進出しており、働きながら子育てしているのが当たり前となっています。

つまり、ラジャスの割合のほうが大きくなっている女性の数が増えているということです。最近急増している不妊症、月経前症候群、生理不順、更年期障害などの女性の病気の発症原因はこの点において説明できます。

女性は、ラジャスを減らし、サットヴァを高め、子宮力アップしよう

だからといって、女性は「結婚して、家庭に入るべし！」などと言いたいわけではありません。そもそも、この男性が築いた物質中心の消費社会のあり方と、その社会において男性並みに働き、その上家庭でも大きな役割をこなすことを要求されること自体に問題はあるのです。特に、日本では、その女性に対する社会的・家庭的負担は大きいです。

女性が健康でなければ、社会そのものが不健康になってしまいます。すべての生命は子宮で生まれ、育ちます。

言い換えると、健康な子宮が健康な生命と社会を育みます。

ですから、女性は、自分自身、そして社会全体のために、子宮力をアップしなければなりません（全員、子供を産まねばならないと言っているわけではありません。産む・産まないは、その人の生まれ持ったカルマ（宿命）によるものです）。

女性の皆様、ラジャスを減らし、サットヴァを高め、子宮力アップしましょう（タマスを増やし過ぎると、別の問題が出てくるので、気をつけてください）。

3　食の心に対する影響

メンタルエネルギーを高める食品

アーユルヴェーダでは特定の食品が特定のメンタルエネルギーに影響を及ぼすといわれています。それらは図表14のとおりです。

【図表14　メンタルエネルギーを高める食品】

①　サットヴァを高める食品	心と体に栄養を与え、最適な健康を維持するための軽く、消化しやすい食品のこと。自然食品を含みます。 たとえば、有機栽培で作られた新鮮な野菜、牛乳、果物、穀物、レンズ豆、ナッツ、乾燥果実、ギーなど。
②　ラジャスを高める食品	メンタル面の活動を活発にし、不安定にし、より感情的にする食品のこと。 たとえば、ニンニク、玉ねぎ、トマト、コショウ、唐辛子、卵、魚、シーフード、鶏肉、一部の豆類など。
③　タマスを高める食品	重さ、だるさ、混乱、無気力などを促進する食のこと。 たとえば、赤身の肉、アルコール、キノコ、発酵食品、チーズ、食べ残しなど。

影響要因を考慮した上でバランスよく食する

あれっ、トマトとか、卵、鶏肉とかって栄養価が高いし、発酵食品も体にいいんじゃないの？なんて思われる方も多いかもしれませんが、別に、これらは体に悪いから食べるなと言っているわけではありません。

それぞれの食品には、独自の性質と作用があります。それらは年齢、季節、食べる時間帯、体質によっても変わってきます。そういった影響要因を考慮した上でバランスよく食することが、心のバランスを取る上で重要なのです。

たとえば、サットヴァを高める食品の1つである果物は、心と体に軽さを与え、リフレッシュさせます。しかし､その軽さをもたらすという性質は同時に､「頭をボーッとさせる」効果もあるので、焼きリンゴにシナモンなど、スパイスを使って安定させる必要があります。

肉はタマスを大きく増大させます。肉を食べた後、体が重く、だるくなり、何もしたくなくなるような気になったことはありませんか。

食品については神経質になり過ぎないほうが賢明

その一方で、非常に栄養価の高い食品の1つでもあります。肉は、体を構成する7つの組織（血漿・血液・筋肉・脂肪・骨・骨髄と神経・生殖器官）を素早く形成しますが、それらの質は低いです。また、タマスの性質のため、判断力を鈍らせ、心を鈍感、自己中心的にします。

しかし、食品については神経質になり過ぎないほうが賢明です。神経質になり過ぎてあくせくすると、心にラジャスが増え、肉体面ではヴァータとピッタが増えます。

これでは「木を見て、森を見ず」状態です。

私達は、より健康で幸せになるために食するのであって、心身にストレスをかけるためではありません。

いずれにしても、サットヴァが高まると、心も体も自動的にバランスがとれてくるので、サットヴァを増やすことが一番重要です。サットヴァを増やす食品を多くとることを常に心がけていれば、はずれることはありません。

現代医学的な栄養学では、量的・質的な面での栄養に重点を置きますが、アーユルヴェーダでは、食物1つひとつの性質も考慮します。さらに、調理法、食べ合わせ、季節、食べる人の体質・消化力、感情的・心理的な状態も非常に大きな影響を与えると考えられています。

前回の食事がまだきちんと消化されていない段階で、次の食事をとれば、未消化物はどんどん増えていきます。体内で未消化物が増えると、消化・栄養吸収・代謝力がどんどん落ちていきます。すると、どれほど栄養価の高い食物を食べても、栄養吸収できないのですから何の意味もありません。

中でも、感情的・心理的なストレスはその人の消化力、ひいては全体的な健康にも大きく影響を与えます。苛々したり、怒ったりしているときは、美味しいものや健康的なものを食べていても、味わえない気がしませんか。そういうときは、食べたものはもちろんきちんと消化されていないでしょう。

4　活力を下げる食品

冷凍食品には生命エネルギーがないため、生命力をアップすることはできない

繰り返し述べますが、アーユルヴェーダでは、病の90％以上は、ラジャスとタマスに原因があるといわれています。ですから､ラジャスとタマスを増やす食品をたくさん食し、それらのエネルギーをどんどん増やしていると、病気になる確率が非常に高くなります。

まず、冷凍食品についてですが、これは新鮮な自然食品に比べ、心身にかなり顕著な作用を及ぼします。冷凍食品にはプラーナ（生命エネルギー）がないため、そういったものを食べても生命力をアップすることはできません。むしろ、消化力を弱め、体の組織に栄養を与えず、体を構成する組織の質を低下させます。冷凍食品は、サンスクリット語で「パーユシット」と呼ばれるものに分類されます。これは「死んだ食物」を意味するもので、プラーナがほとんど存在しない状態の食物のことをいいます。また、解凍した冷凍食品は、より素早く腐る傾向があります。なによりもサットヴァを活性化することができません。

揚げ物

揚げ物については、分量と調理法さえ適切であれば、一概に病気をもたらす食品とは言えないで

しょう。揚げ物は、食物の味を引き立てます。

ただ、使う油や揚げ鍋、揚げる食材の鮮度、食べる分量によっては、消化に負担をかけ、胃酸過多とタマスの増加をもたらします。

食べる量は、自分の消化力に応じて、調整しなくてはいけません。揚げ鍋は軽めで、清潔なものでなくてはならないそうです。

炭酸飲料・精製食品

炭酸飲料は、消化吸収を妨げ、ラジャスを増やします。また、お腹にガスを溜めます。

さらに多くの甘い炭酸飲料には大量の糖分が含まれています。その甘味により体を冷やすだけでなく、血糖値を急激に上げ、その後下げます。その結果、気分のアップダウンが激しくなり、疲労しやすくなります。

白砂糖などの精製食品は、自然食品よりもより素早く体内に吸収され、消化器官において代謝する十分な時間を与えません。そのため、ヴァータ（空と風）の動きを加速させます。その効果は子供に最も顕著に見られます。子供は精製食品を食べた後、極度に活動的になります。

また、精製食品は消化の際に、血液中のビタミンやミネラルを大量に使ってしまうので、体内においてこれらの栄養素が不足してしまいます。白砂糖を食べすぎると、「骨が溶ける」といわれるのはこのためです。

さらに、食物繊維を失っているため、すごい早さで消化・吸収され血糖値が急上昇し、インシュリンが分泌されます。つまり、糖が脂肪に蓄積されてしまうので、太りやすくなってしまいます。

血糖値と関係の深い糖尿病の原因にもなります。腸内を掃除してくれる働きのある食物繊維を失うことで、便秘や大腸ガンのリスクが高まるのはもちろん、腸内のバクテリアのバランスが崩れ、悪玉菌が増えていくことになります。

ちなみに、放射線被曝すると、活性酸素やフリーラジカルが発生し、細胞にダメージがもたらされます。これらの細胞に悪影響与える物質は、抗酸化作用をもつビタミンなどで消去できます。つまり、私達は今まで以上に、多くのビタミンを必要としているのです。

低線量被曝の危機にさらされている今、こうした不健康な食品を摂取して、体が必要とする貴重なビタミンを失って、無駄に活性酸素を増やすのは控えましょう。

ここで挙げた食品を日常的に食べて、貴重なビタミンを失わないようにしましょう。

付け加えて、合成添加物が大量に使われている精製加工食品や放射線照射済み食品なども同様に、避けるべき食品です。

ちなみに白砂糖は漂白される過程において、合成化学薬品で処理されています。

合成添加物の害については、後章で詳細にご説明します。

放射線照射済み食品とは、放射線をあてて、殺菌や殺虫処理に利用したり、出芽を止める作用を働かせる加工技術が施された食品のことです。日本では今のところ、馬鈴薯というじゃがいものみが許可されています。その安全性は不明で、あるドイツの研究センターは、この食品を摂取すると、細胞内の遺伝子（ＤＮＡ）が傷つき、強い発癌作用をもたらされると報告しています。

5　ローフードの正しい食べ方

ローフードとは

ローフードとは、加工されていない生の食物のことです。

最近、巷では、そういった生の食物しか食べない「ローフードダイエット」なるものが流行っているようですが、アーユルヴェーダでは基本的にローフードのみを食べることは推奨していません。むしろ調理した食事を重要視します。スパイスや調味料などを使って料理することで、消化力を高め、栄養吸収しやすくするためです。人間は、他の哺乳類のように、ローフードを消化する酵素を持っていません。

人間がローフードのみで十分生きていけるのであれば、どうして食物を加熱したり、さまざまな調理法を生み出したりする必要があったのでしょうか。

なによりもローフードの冷たい、粗雑という性質は、空と風の元素からなるヴァータという生命エネルギーのバランスを乱します。

先にも述べましたように、ヴァータがアンバランスになると、便秘、乾燥肌、自律神経失調症、頭がボーッとする、混乱、集中力の欠如、バタバタ落ち着きがない、冷え症、消化力低下などの症状が出てきます。

ローフードは食事全体の25％以下に抑えるべき

だからと言って、ローフードが全くよくないと言っているわけではありません。

確かに、新鮮な旬のローフードはおいしいです。それらは自然に甘く、消化しやすくなっていて、心にサットヴァ（純粋性）をもたらします。

消化力が低下している場合を除いて、ローフードはピッタ体質の人や、肥満などカパのアンバランスにお悩みの人にお勧めです。ただ、それ以外の場合は、食事全体の25％以下に抑えるべきです。そして、消化力をアップするスパイスと一緒に食べるべきです。

ローフードを食する上で最も注意しなければならないことは、キャベツやカリフラワーなどの一部の野菜は加熱しない限り、抗酸化作用を発揮できないということです。

体質に合った食事法については、また別章で詳しくお話しますが、基本的に、ヴァータとカパ体質の人は、調理した温かい食物がより適しています。

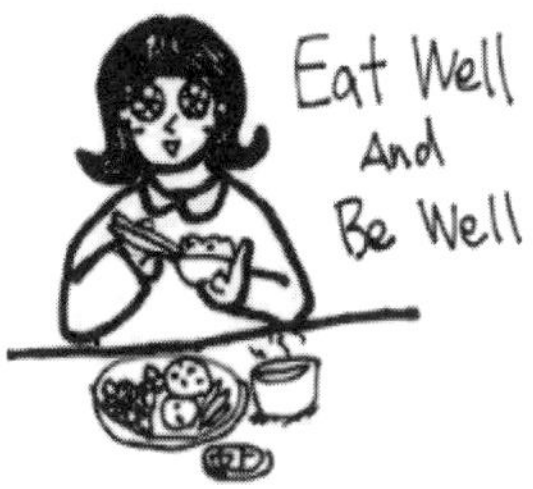

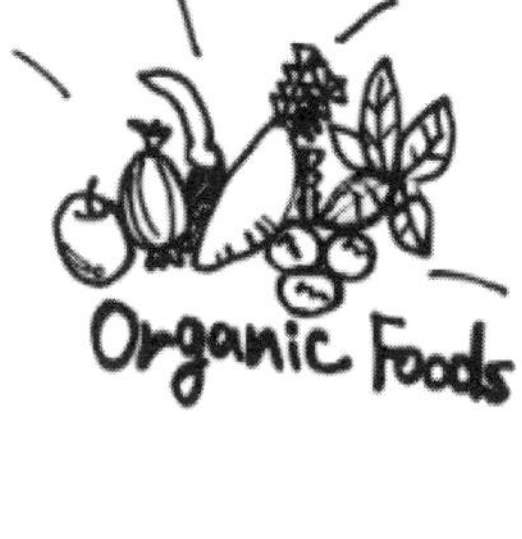

6　牛乳は体に悪いのか

牛乳に対する否定的な見方

巷には、牛乳に対して否定的な見方と肯定的な見方の両方があります。

まず、否定的な見方には次のようなものあります。

(1) 牛乳のタンパク質のある成分がアレルギーを誘発する。アトピーやアレルギーの原因といわれている。

(2) ホルモン注射を打たれ、化学物資を添加した飼料を食べ、抗生物資を食べさせられる牛の乳を飲むなんて、体に悪いに決まっている。

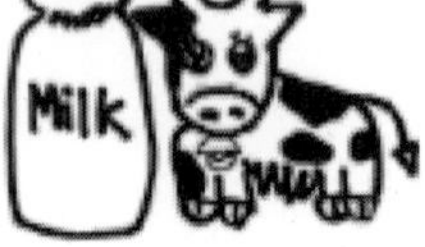

アレルギー問題

まず、アレルギー問題については、牛乳の消化負担の重さが関連します。これは乳糖不耐症の原因についても同様のことがいえます。

乳糖不耐症とは、乳糖を分解する酵素であるラクターゼが小腸内で十分につくられないために、牛乳や乳製品に多く含まれる乳糖を消化することができないことにより発症します。乳糖不耐症の人が牛乳を飲むと、お腹が張ったりガスが出やすくなったりします。

牛乳は冷たいままで飲むと、消化が難しく、消化器を損ない、アーマと呼ばれる未消化物という形の毒素になります。体内に溜まったこの毒素が皮膚病やアトピー、アレルギーを引き起こします。

牛乳がアレルギーを引き起こす最も大きな要因

子供のアレルギーに牛乳が関連しているという事実も、このアーマのためでしょう。牛乳がアレルギーを引き起こす最も大きな要因として、「食べ合わせ」が考えられます。アーユルヴェーダでは、食べ合わせの悪さは消化不良をもたらし、アーマを生成するものとして、非常に重要視されています。「食べ合わせ」については、第四章の項目で詳しく説明します。

牛乳は塩、酸味の食物、漬物、野菜、イースト発酵のパン、肉、魚、甘酸っぱい果物などと食べ合わせがよくありません。もちろん学校給食でも一般社会でも、食べ合わせについては一切考慮されずに牛乳が飲まれています。

その割合は人種と民族で大きく異なり、伝統的に乳製品をタンパク源としていたインド人などは、乳糖を分解する能力の高い人の割合が大きいです。その一方で、日本人や他のアジア人など歴史的に長い間、大豆や魚などからタンパク質をとっていた民族には、乳糖を分解する酵素を持つ人の割合がより少ないといわれます。

牛乳に含まれる高脂肪

牛が農薬と抗生物質漬けになっているという論点ですが、これはもちろんすべての家畜と私達自身にもいえることです。

私達は、農薬や防腐剤をたっぷり使い栽培された野菜・果物・穀物、抗生物質と成長促進剤漬けで育てられた牛・豚・鶏・魚貝類を食べて、生きているのです。スーパーで目にするほとんどの食材には、添加物・防腐剤が使用されています。

話を牛乳に戻すと、牛が飼育された環境は重要です。しかし、アーユルヴェーダにおいて重視されているのは、その性質自体がサットヴァであるということです。

次に、欧米系ビーガン（動物性は一切とらないという完全菜食主義者）がいう「動物性だからよくない」という点ですが、確かに牛乳は動物性ですが、牛自体は草食で、搾乳するのに牛を殺しているわけではありません。ですから、「アヒムサ（不殺生）」に反したことをしているわけではないのです。

ちなみに、アーユルヴェーダは、完全菜食主義（ビーガニズム）を推奨しているわけではありません。栄養不足の人や病人には、肉のスープや魚料理を勧めることがあります。

アーユルヴェーダにおけるビーガニズムは、サットヴァを高めることを目的とします。サットヴァが高ければ高いほど、その人の心は安らぎと慈愛に満ち、肉体は健康で、より高度な自己実現が可能になるからです。そして、瞑想を楽しみ、高次元で真我を悟るチャンスを得られます。

牛乳に対する肯定的な見方

次に、肯定的な見方は次のようにまとめられます。

(1)　タンパク質が手軽にとれる。インドのようにベジタリアンが多い国では、バター・ヨーグルトも含め、乳製品は貴重なタンパク質源となる。

(2)　貴重で手軽なカルシウム源。

何度も繰り返しますが、アーユルヴェーダでは、牛乳はサットヴァを増やす非常に貴重な食品と見なされています。牛乳は栄養豊富で、精神の鎮静、排便を促す作用、滋養強壮作用があり、質の高い細胞組織をつくります。生殖能力、活力（免疫力）を高めるので、ラサーヤナ（若返り）において大いに推奨されています。ヴァータとピッタを減らし、カパを増やします。

しかし、先に述べましたように、冷たいまま飲むと消化に負担がかかり、カパをアンバランスにします。消化しやすくするために、ショウガ、カルダモン、シナモン、クローブ、黒コショウ、アニシードなどのスパイスと一緒に温めて飲むのがお勧めです。

＊カパが増えすぎてアンバランスになると、どのような症状が見られるかは、第二章の「アーユルヴェーダの体質論」の項目をご覧ください。

後程ご紹介するシャタバリ、アシュワガンダ、チャワンプラシャなどのアーユルヴェーダの若返り促進ハーブを牛乳と一緒にとると、さらに効果的です。

結論として牛乳を飲むのならば、食間（空腹時）に、右のスパイスと共に温めて飲むのがお勧めです。

ただ、すでにアレルギーのある人や嫌いな人は無理して飲む必要がないでしょう。というのは、嫌々食する、そのこと自体がその人の消化吸収力を下げるからです。

7　食品アレルギー

食品アレルギーとは

一般的に、卵や乳製品、小麦、一部の魚貝類に対し食品アレルギーを持つ人は数多く見られます。食品アレルギーとは、さまざまな症状をともなう免疫反応のことです。

免疫反応とは、体に入ってくる異物を認識して、それを排除しようとする体の反応のことです。免疫反応は、細菌やウイルスなどから体を守ってくれる重要な仕組みですが、中には、過剰に反応して不快な症状を発症したり、時には、生命が脅かされるほどの激しい反応が出たりする人がいます。

アレルギー反応を起こす原因物質をアレルゲンといい、アレルゲンが食べものの場合、食品アレルギーといいます。

私達はいつも、いろいろなものを食べて栄養をとっています。こうした栄養分は、実は体にとって異物になりますが、免疫反応は起こりません。というのは、栄養を吸収する腸管には独自の免疫調節機能が備わっていて、入ってくるものをきちんと監視しているからです。

食品アレルギーは、この免疫調節機能が乱れて起こるのです。

前項で述べた牛乳アレルギーのケースに見られるように、大半のアレルギーは、その特定の食品を消化できないことによって起こります。

アーユルヴェーダによると、いわゆるアレルギー誘発性食品と呼ばれるものが悪いのではありません。

アレルギー反応の原因

多くのアレルギー反応の原因は、特定のドーシャ（ヴァータ・ピッタ・カパで表される生命エネルギー）が優勢な季節、時間、年齢などを考慮せずに、食品を加工、保存、調理、支度、給仕する、そのやり方にあります。どのように加工・調理するかによって、食材自体の性質が変わってくるからです。

たとえば、ホモ牛乳とは、乳の脂肪分を細かく分離しないよう処理を施した（ホモジナイズド）牛乳のことですが、ホモ牛乳はヴァータを増やします。

さらに、それを冷蔵庫に入れ冷やすことによって、牛乳のカパ増大作用は大きく上昇します。

これらの要因だけでも十分に牛乳を飲む人の消化力を弱めてしまいます。

消化力が落ちると、食べたものは、アーマと呼ばれる未消化物となります。粘っこいアーマは消化器系やその他のさまざまな組織にくっつき、そのままそこに蓄積します。そして、組織機能のバランスを崩し、さまざまな症状をもたらします。

このように体内に蓄積したアーマと免疫機能不全が、最終的にアレルギー反応を引き起こすのです。

8　合成添加物は心身の毒素を増やす

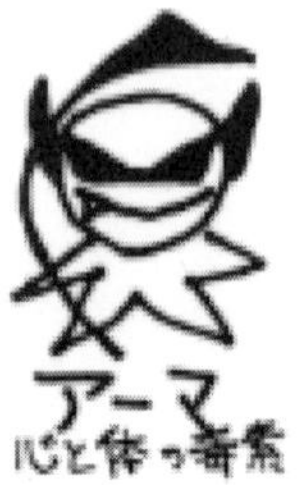

警鐘を鳴らしているのは、化学合成添加物

食品添加物には、化学合成のものと天然のものの両方がありますが、ここで警鐘を鳴らしているのは、化学合成添加物のほうです。

もちろん合成添加物にも、調理時間を節約できる、食品の腐敗を防ぐ、より長期的な保存を可能にする、見た目や風味をよくする、などのさまざまなメリットがあり、実際、幅広く使用されています。逆に、市場において添加物が使われていない食品を探すのが難しいくらいです。

この忙しい現代社会において、少しでも時間を短縮できるのはありがたいことです。和食をつくるにあたり、出汁ひとつとるのにでさえ、最初からきちんとやろうとすれば、前日の晩から用意しなくてはいけません。忙しい朝、家族に朝ごはんを食べさせ、その上、お弁当をつくるのに、化学調味料やレトルト食品にはどれほど助けられていることでしょう。

こんな便利なものを使うことに、一体何の問題があるのでしょう。

化学合成によりつくり出された味は脳の働きを狂わせる

まず考慮すべきことは、私達人間や地球に住む他の生物は、何百万年もの進化の過程において、生存を可能にする食を選択するための味覚や臭覚を発達させてきました。つまり、体が甘味、塩味、苦味、渋味などを欲するときは、自然に、甘い物が食べたい、辛い物が食べたいなどの感覚が沸き起こり、それを食べるとおいしいと感じます。体が欲していないときは、同じ物を食べてもおいしいと感じません。私達の脳は、不足した栄養素を含む物をおいしいと感じ、それを求める脳内物質を出しているのです。

しかし、化学合成によりつくり出された味は、この脳の働きを狂わせます。化学合成物質は刺激が強く、味も大雑把で、自然食のもつ微妙な味を打ち消してしまいます。

一説によると、人間は食物のある味覚を感じるとき、その味のすべてを感じとっているわけではなく、その中で代表的な味を中心に感じとっているそうです。

病気を引き起こす源

化学合成物質は、その代表的な味覚を刺激するようにつくられています。そういったものばかり食べていると、やがて舌や脳が自然の味を忘れてしまいます。これは、生存に必要な栄養素を自然に選択できる感覚機能が壊れてしまっていることを意味します。人類の適応進化の面から考えると、非常に恐ろしいことです。

第五章「６つの味」で詳しくお話しますが、アーユルヴェーダでは、味は６つに分類され、味自体に心身のエネルギーバランスを整える効力があると考えられています。しかし、もし味そのものを判断する能力が損なわれていれば、そのこと自体、体のバランスが崩れていることを意味します。

つまり、すでに病気発症の第一・第二ステージに到達しているのです。

アーユルヴェーダでは、体内に蓄積した合成添加物や化学物質もアーマという毒素になるといわれています。何度も繰り返しますが、このアーマが病気を引き起こす源です。

合成調味料をおいしいと判断している舌と脳は、それをもっと欲するでしょう。ある程度は発汗や排便を通じて自然に排出できますが、どんどん体内にとり込んでいれば、排出するよりも溜まっていく量のほうが増え、どんどんアーマが蓄積していきます。

食は薬

アーユルヴェーダでは「食は薬」と考えられています。食生活を改善することだけで、成人病など数多くの病気の症状が軽減されます。このことは現代医学でも実証されています。

私達が食べるもの、舌で感じとる味のすべてが、心・感情・体に直接的な影響を与えるのです。言い換えると、食するものの性質が、私達の心の性質（サットヴァ・ラジャス・タマスで表されるメンタルエネルギー）や体のエネルギーバランスをつくり上げるのです。

この観点から見ると、合成添加物まみれの食物を体内にとり込むことが、いかに有害かわかるでしょう。

一方、自然食品は、つくるのに時間と手間がかかる上、長持ちしないので大量供給はできません。経済的利益を追求して大量生産された添加物まみれのものを食べて、あまりありがたみが感じられないのは、私だけでしょうか？　いいえ。誰もが感じることですよね。

ゆっくり時間をかけて丁寧につくられた食事をするときは、つくった人々の愛が感じられ、より一層ありがたく感じられます。そして、栄養価が実際にどれほどあるかは別として、心も体も元気になっていくような気がします。それは、たとえほんのわずかの栄養素だったとしても、愛と感謝でハッピーな気分になり、消化力とバイオアベイラビリティ（生体内の栄養吸収率）をアップするからでしょう。

もし栄養価の高い食事であれば、なおさらよいでしょう。このように、食事自体が薬にも毒にもなるのです

ちなみに、私達現代人の多くは、防腐剤などの合成添加物の他にも、化学薬品や抗生物質などの化学物質漬けになっているので、死んでも、遺体がなかなか腐らないそうです。そのため土葬ができず、焼くしかないそうです。

チベットに伝統的に遺体をハゲタカに食べさせる「鳥葬」という葬儀があるのですが、最近ではハゲタカも腐らない遺体を食べずに残していくそうです。

また、話は変わりますが、長く置いておいてもなかなか腐らない輸入野菜などがありますよね。これは合成防腐剤が使われているためです。腐らない野菜なんて、気持ち悪いと思いませんか。日本はすでに放射性物質という毒で汚染されているのですから、これ以上有害物質をとり込まないようにしましょう。

放射性物質もしかり、人類は経済発展のために開けてはならないパンドラの箱を開けてしまったようです。

9　自然治癒力

自然治癒力とは

自然治癒力とは、人間、動物などすべての生物が生まれながらに持っている、体を健康な状態に維持する力のことです。それには体の機能のバランスや秩序を正常に保つための恒常性維持機能、病原菌など異物の侵入から自身を守る自己防衛機能、そして傷ついたり古くなった細胞を修復したり新しいものに交換する自己再生機能などがあります。

また、有害化学物質や重金属、未消化物など体内に溜まった毒素を自然に解毒し排泄する力も含まれます。

この力は、一般に「生命力」や「免疫力」とも呼ばれます。

アーユルヴェーダでは、この力は「オージャス」と呼ばれます。その力を活性化させるために、さまざまな種類のハーブや薬用オイルを使用したマッサージ、発汗療法、毒素排出療法、食・生活習慣の改善などを施します。

その要となるのが、蓄積した毒素を体外へ排出するデトックスです。それは水道管の詰まりを取り除くことで、水の流れを正常に循環させるようなものです。水の流れとは、身体エネルギーの流れのことです。エネルギーがスムーズに流れ始めれば、生理機能は正常化し、代謝や消化力はアップし、健康と若々しさを取り戻すことができます。

放射線被曝から身を守るには当然、この力を活性化することが非常に重要です。

【図表15　オージャスレベルの高い状態の特徴】

- 免疫力が高く、風邪・感染症などにかかりにくい、かかってもすぐ回復する
- 疲れにくい、エネルギッシュ
- 消化力・代謝がよい
- 適度な発汗、正常な排尿・排便
- 心身に未消化物や有害物質が蓄積していない
- 集中力・記憶力が高い
- 熟睡できる、長時間の睡眠は不要
- 適度な食欲がある
- 起床時に疲労感やけだるさはなく、すっきり目覚められる
- ストレスに強い、我慢強い
- 過去や未来についてくよくよ思いわずらわない、前向き、楽観的
- 物事をありのままに受け止められる
- 心は穏やかで満足している、精神的に余裕がある
- モチベーションが高い

オージャスレベルの高い状態

オージャスレベルの高い状態は、図表15のように特徴づけられます。

オージャスが高い状態は、精神面でサットヴァ（調和・純粋性のエネルギー）が高い状態でもあります。つまり、サットヴァを高めれば、オージャスも自動的に高まるのです。

特に重要なことは、高いオージャスは組織を保護し、組織の損傷を許さないということです。

ちなみに、オージャスには、生まれながらにして持つ先天的なものと、自己努力により高められる後天的なものの2種類あります。

生まれつきオージャスが低い体質の人でも、食生活や生活習慣の改善によりオージャスを高めることができます。オージャスを高め、内部被曝から身を守る食生活、生活習慣、デトックス療法については、以降の章でご説明します。

【図表16　オージャスを低下させる要因の特徴】

- 恐怖・不安、嘆き・悲しみなどのネガティブな感情
- 精神的ストレス
- 不眠症
- 過剰な精神・肉体活動
- 空腹感、絶食、乾燥食品、過度の飲酒
- 感染症、消耗性疾患などの病気や怪我
- 感覚器官の誤った使用と無節制な生活習慣
- 毒薬や麻薬の摂取
- 過剰な血液・分泌物、老廃物の排出
- マスターベーションを含む、過剰な性行為による精液の排出
- 内部被曝

オージャスを低下させる要因と

また一方で、オージャスを低下させる要因というものもあります。それは図表16のとおりです。

ほとんどは説明しなくとも一目瞭然だと思いますが、「感覚器官の誤った使用」は少しわかりずらいかもしれませんね。感覚器官とは、目・耳・鼻・舌・皮膚の5つの器官のことです。

アーユルヴェーダでは、五感から心身の健康に不要なもの・有害なものをとりいれることを「感覚器官の誤った使用」といい、病気の原因の1つと見なします。

たとえば、テレビやパソコンの画面を長時間見て目を酷使する、騒々しい音楽をヴォリューム上げて聞く、などの行為によって視覚・聴覚のバランスは乱れます。

この点については、第五章の「知性の誤り」の項で詳

しくお話します。

　オージャスが低下すると、消化・代謝力が低下し、体内の毒素（アーマ）を排出することができず、どんどん溜まっていきます。アーマの蓄積は活性酸素やフリーラジカルの発生の温床となり、放射線被曝によって錆びついた体をますます錆びつかせます。

　このように、オージャスとアーマは反比例の関係にあります。アーマが増えれば増えるほど、オージャスは低下していきます。逆に、オージャスが高くなればなるほど、アーマは減るので、私達に今必要なことは、オージャスを高めることです。

　一番てっとり早くオージャスを高める方法は、性行為を控えることです。マスターベーションを含む、すべての性行為はオージャスを低下させます。その他に、素早くオージャスを高める方法には、牛乳、加熱していないハチミツ、ギーなどのオージャスを高める食品をとること、ストレスを溜め込まないこと、瞑想、自分や他者との和解などがあります。

　肉体面では、消化力がよく、食べたものをきちんと消化・吸収できていれば、オージャスは高まります。メンタル面では、心や感情的な問題に対し怒りや悔やみ、苛立ちを持つことなく対処できれば、ストレスを溜め込むこともなく済みます。

　いくらオージャスを高める食生活を送っていても、いつも怒っていたり、心配や不安、悲しみなどを抱えていては、オージャスは高まりません。

　自分に正直であること、他者を傷つけないこと、気候や季節に合った生活や食事をすることなども重要です。

10　消化・代謝力が心身魂の健康の鍵

消化・代謝力が最適な状態はオージャスが高い状態

アーユルヴェーダでは、消化・代謝力は健康の鍵といわれています。前項で述べたように、消化・代謝力が最適な状態はオージャスが高い状態です。

消化力はサンスクリット語で「火」を意味する「アグニ」と呼ばれています。

この火は強すぎず、弱すぎず、適度でなければなりません。

キャンプファイヤーを例にすると、私達が食する物が薪だとします。火が強すぎると薪はあっという間にすべて燃えつき、後には灰しか残りません。火が弱すぎると、薪はなかなか燃えず、焼け残りが発生します。体内では、これが未消化物なるものです。

このように、薪を完全に燃やしてエネルギーを得るには火加減が重要です。

アグニには食欲も含まれます。食欲もまた、強すぎず弱すぎず、適度でなくてはなりません。適度な食欲は私達を、体が食物から最大限の栄養分を吸収できるタイミングで、最も適した食物に導いてくれるはずです。

つまり、お腹が空いたと感じるタイミングで、体が食べたいと感じる物を食べていればいいのです。逆に言うと、お腹が空いてもいないのに、食事の時間だから、用意されているからという理由で、食べたくもない物を食べていると、アグニの正常な働きを損ねてしまいます。
アグニの正常な機能とは「食べたものをきちんと消化し、栄養吸収することができ、消化プロセスにおいて生成された代謝廃棄物を排泄できること」を指します。

アグニが正常に機能しているかどうかの判断

アグニが正常に機能しているかどうかは、図表17の点から判断できます。

消化不良、つまりアグニが正常に機能していないとき、食欲不振、腸内ガス、膨満感、吐き気、金属味、舌の苔などの症状があらわれます。また、これらはすべて、体内に毒素が蓄積していることを示す兆候です。

こういったサインがあれば、すぐにアグニを回復し、毒素を排泄しなければなりません。放置しておけば、深刻な病気に発展する可能性があるからです。

次項で詳しくお話しますが、便秘、粘ついた大便、硬い大便などの便の状態も、排泄が適切に行われていないことや毒素の存在を示します。

【図表17　アグニが正常に機能しているかどうかの判断】

- 適度な食欲・消化力があり、食した物のエキスと栄養素を吸収できる
- 体内にアーマ（放射性物質等の有害物または未消化物）が蓄積していない
- 消化不良、便秘、冷え症がない
- きちんと大小を排泄できる
- 発汗できる
- 目は明るく澄んでいて、よどみがない
- 血色がよく、髪は健康的である
- 舌が白い膜や苔に覆われていない、外側の縁がギザギザになっていない
- 活力に満ち、柔軟な体
- 睡眠によって元気回復できる

アグニが低下する要因

ところで、アグニはどのような要因で低下するのでしょうか。

アグニが低下する要因としては、図表18があげられます。

【図表 18　アグニが低下する要因】

- 消化できる以上に消化負担の大きい食事をする
- 生活習慣の乱れ
- 季節と体質に合わない食物をとる（たとえば消化力の低下した真夏に消化の重い食事をとる）
- 食べ過ぎ、早食い
- 心身の疲労やストレス
- 過度の喫煙や飲酒
- 肉、魚、卵などの動物性食品、低繊維食、発酵食品やレトルト食品、冷凍食品、化学調味料などのとりすぎ
- 怪我や病気
- 精製した白砂糖を使った菓子類（スナック菓子、アイスクリーム、チョコレート、和菓子、洋菓子）のとりすぎ
- 酸化した油脂、マーガリンなど人工的につくった油を使った食品、その他脂肪のとりすぎ

図表18の要因によって、結果として体内に未消化物・毒素（アーマ）が蓄積していきます。アーマが蓄積することによって、エネルギー経路は閉塞し、ますます消化・代謝力が低下していきます。

その結果、オージャスは低下し、アグニもさらに低下していきます。

アグニが正常に機能するとき

アーユルヴェーダでは、体内には13種類のアグニがあるといわれています。その中でも、一番重要なアグニが胃と十二指腸にあります。このアグニがうまく機能していれば、食べた物がきちんと消化・吸収され、代謝に使われます。

その結果、体液・血・筋肉・脂肪・骨などの体

組織がつくられ、一番最後に生命力であるオージャスがつくられます。つまり、アグニが健全に機能していれば、質のよい体組織ができ、オージャスが高まり、心身ともに健康になれるのです。

アーユルヴェーダでの診療では、まず第一にアグニ（消化力）の状態を判断します・どのような症状においても、健全なアグニの働きが基本だからです。

癌などの深刻な病気でも、風邪や便秘でも同じです。異常な細胞が正常な細胞に生まれ変わればいいだけなので、アグニが正常に機能し代謝の働きが正常であれば、体のどの部分の細胞であれ正常になっていきます。

さらに、アグニが正常に機能することで、肉体的健康を維持できるだけでなく、精神的、感情的にもより健やかになれ、ひいてはスピリチュアルなレベルでも成長できるようになるそうです。

オーストラリア・アーユルヴェーダカレッジのJason Chandler博士の言葉によると、

「アグニが正常に機能しているとき、私達の心は穏やかで、瞑想、人生、幸福を楽しむことができます。そして、周囲の環境と調和のとれた生活を送ることができ、サムスカーラ（過去の記憶・行為）を受け入れることができるようになります。

また、自分の過去の過ちを認め、許し、慈愛の心をもって家族や社会に奉仕・献身することのより、より高次の意識レベルに到達することができます。

さらに、与えられた命を最大限に生きることによって、そして調和のとれた純粋な意識を高めることによって、私達は皆、今生において究極の悟り（自己実現）を達成できます」。

11　大小便は健康のバロメーター

体のエネルギーバランス、消化の状態、体内の毒素（アーマ）についての情報を提供

アーユルヴェーダでは、大小便は健康のバロメーターです。体のエネルギーバランス、消化の状態、体内の毒素（アーマ）についての情報を提供してくれます。

消化吸収がよく、アーマが溜まっていないときの健康な大便は、バナナ状で硬すぎず柔らかすぎず、水に浮かび上がります。逆にアーマが溜まっていて、消化吸収がよくないときの大便は臭く、重く、水に沈みます。

大便の状態で、どの特定のエネルギー（ドーシャ）が乱れているか判断できます。

・ヴァータのアンバランス	↓便は硬く、乾燥し、灰色がかっている。水に浮かぶ
・ピッタのアンバランス	↓便は柔らかく液体に近く、黄色か緑色に変色している
・カパのアンバランス	↓便に白っぽい粘液が混じる

同様に、小便（尿）の状態でも自分自身の健康状態について知ることができます。

・ヴァータのアンバランス	↓頻尿、一回の量は少ないが、回数は多い
・ピッタのアンバランス	↓強い臭い、不透明で濁った色、膿が出る、血尿（感染症、炎症などピッタのアンバランスに起因する症状が見られる）

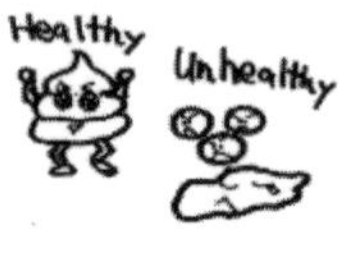

・カパのアンバランス	↓甘い臭い（糖尿病や体内の脂肪細胞の機能不全を示す、高いケトン体を示す）、尿中の砂利

自宅で、ゴマ油を使って尿を検査してみることもできます。紙コップに少量の尿を採り、その中にスポイドのようなものを使って、黒ゴマ油を一滴加えます。

・ヴァータのアンバランス	↓ボートのように浮かび、蛇のような形をなす
・ピッタのアンバランス	↓泡が発生し、より小さな滴に分裂し、輪や傘状の形をなす
・カパのアンバランス	↓真珠のようにあらわれ、網目の形をなす

アーマの蓄積には大きな注意が必要

このように大小便を検査した上で、アーマの蓄積や排泄の状態があまりよくないことが確認できたら、直ちにその状態を改善しなくてはいけません。アーマは腸に蓄積し、発酵し、体を酸性に変え、生理機能に障害をもたらします。

繰り返しますが、現在のように、日々放射性物質を呼吸や飲食からとり込んでいる状況では、アーマの蓄積には大きな注意が必要です。少しでも便秘、下痢、消化不良、大小便やおならの状態の変化がみられ、その症状が長引いたり悪化するようなことがあれば、すぐに病院に検査しに行ってください。

12　健康な生命をつくる三本柱

健康と長寿を促進する三本柱

アーユルヴェーダでは、次の3つの要素を健康と長寿を促進する三本柱としています。

1　食生活と食品群
2　生活習慣
3　食生活と生活習慣の改善を補うための薬やセラピー

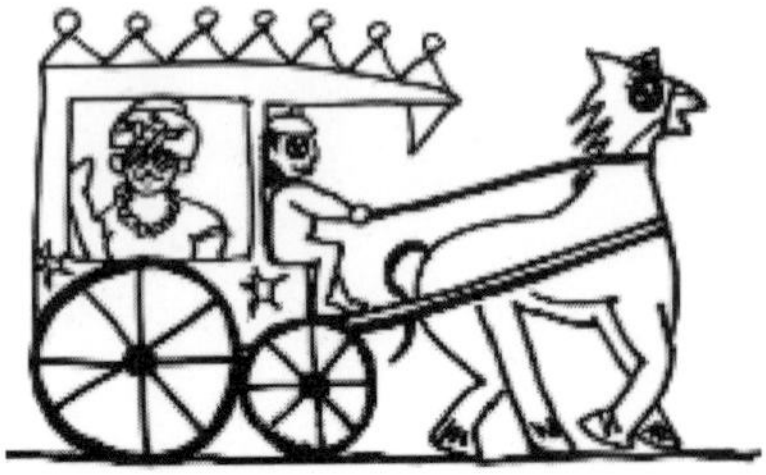

・馬＝感覚器官、欲求、感情など
・馬車＝肉体
・手綱＝思考期間
・脚者＝知性、理性
・馬車内の車主＝魂、真我、霊性

食生活

食生活についてですが、アーユルヴェーダでは、病気や症状の60％以上は、個人の体質に合った食生活に改善することだけで緩和することができるといわれています。

生命力を高めるための食生活では、図表19の点が考慮されます。

【図表19　生命力を高めるための食生活のポイント】

①　消化・栄養吸収・排泄を促進する食事
②　適切な食事のタイミング（空腹時）、適切な分量（腹八分目）
③　体質の違い
④　栄養バランス
⑤　精神面に及ぼす影響（サットヴァ、ラジャス、タマスのどれを増やすか）
⑥　食べる時間帯（朝・昼・晩）、季節（消化力の低下する季節に重いものを食べていないか）

ちなみに、現代の栄養学では、味は単なる「偶然の産物」であり、食べる人の消化力や栄養吸収力・代謝など、食した後に体内で何が起こるかは、ほとんど注目されていません。

生活習慣

生命力を高める生活習慣について、アーユルヴェーダには自然のリズムにのった健康的な一日の過ごし方のタイムテーブルがあります。これは季節に応じて、若干変わります。詳細は、第五章をご覧ください。

アーユルヴェーダでは基本的に、食生活と生活習慣の改善によるエネルギーのアンバランスの是正、健康増進に重点を置きます。

補完的にさまざまな薬やセラピーなどが使われる

食生活と生活習慣の改善で十分でない場合にのみ、補完的に薬やセラピーなどが使われます。薬といっても化学薬品ではなく、天然のハーブです。、ハーブなので効き目は緩やかと思われがちですが、その効力は24時間以内に発揮されるといわれており、極めて強力です。その上、副作用がありませんし、肝臓や腎臓に負担をかけることもありません。

アーユルヴェーダのハーブは何百種類もありますが、第四章にて、その代表的な若返りハーブで、放射線被曝による細胞のダメージを緩和するものをいくつかご紹介します。

また、第六章にて、細胞を活性化し、五感を若返らせる心身のデトックス療法をいくつかご紹介します。それらは自宅で自分で簡単にできるものです。

栄養摂取のためのサプリメントは不要

私達は長い間、美味しく調理した食事や新鮮な果物から心身が必要とするビタミン類やミネラル、カルシウム、鉄分などの全栄養素を摂取してきました。毎日きちんとした食生活を送るだけで、栄養的には十分なのです。

それでも近年、気軽に栄養を補完する手段としてサプリメントが流行っており、サプリメント市場は大きく成長しています。スーパーや薬局で「ダイエット時の栄養補給」「忙しいときの食事の代わりに」などと謳われたサプリメント商品がたくさん棚に陳列されているのを見かけます。

確かに必須栄養素が不足すると健康に悪影響がありますが、サプリメントによる過剰摂取は実際に深刻な問題を引き起こします。

たとえば日本の厚生労働省安全部報告事例と国立健康栄養研究所のデータによると、サプリメントによるカルシウムのとりすぎには注意が必要とされています。1日4000mg以上を長期にわたってとると、肝機能障害、便秘、結石などの障害をきたすそうです。

米国心臓学会は、ビタミンEの過剰摂取が心臓による死亡率を高めていると警鐘を鳴らしています。

アーユルヴェーダ的には、問題は「栄養不足」ではなく「栄養をきちんと消化・吸収できていないこと」なのです。

サプリメントの摂取にはくれぐれも注意してください。

第四章　放射性物質から身を守る食生活

1　放射線防御に有効な栄養素

放射線の軽減・中和に効果的な栄養素

放射線被曝の影響を軽減・中和させる効果のある栄養素には次のようなものがあります。

1　クロロフィル
2　ヨウ素
3　アルギン酸（カリウム）
4　カルシウム

これらの栄養素は昆布や海藻類に多く含まれます。

放射性物質のセシウムは、カリウムと同じ化学構造から成り、内臓に蓄積されます。もし体内に十分な量のカリウムが存在すると、それ以上は取り込まないので、普段からしっかりとっておきましょう。

基準を超えて摂取すると健康障害に対するリスクが高まる

一般的に、日本人は食生活において、これらの食品をよく取り入れていますので、不足についてはそれほど心配しなくてもいいでしょう。むしろ、サプリメント等による過剰摂取が問題になるかもしれません。

ちなみに、ヨウ素は、甲状腺ホルモンの機能に必要とされるミネラルです。ヨウ素の過剰摂取が長期間続くと、甲状腺腫や甲状腺の機能低下を招く恐れがあります。

基準を超えて摂取すると健康障害に対するリスクが高まるとされる「耐容上限量」は、ヨウ素において、成人一日あたり「２２００マイクログラム」です（改定後）。

たとえば、ヨウ素を豊富に含むとろろ昆布は1グラム（ひとつまみ）相当１０００―３０００マイクログラムで、耐容上限量はすぐ超えてしまいます。

ヨウ素が豊富な食べ物を連日大量に摂取しないように注意

放射能による汚染問題がある際、よりたくさんのヨウ素を必要としているのは、日常的に海藻類の摂取量の少ない国の人々です。日本人は日々の食生活において、海草や魚介類を多くとっているのでヨウ素不足に陥るケースはそれほど多くありません。

そのため、ヨウ素が豊富な食べ物を連日大量に摂取しないように気をつけましょう。不要なヨウ素を排出させるために、間隔を空けるか、もしくは適度な摂取量を保ちましょう。また、ヨウ素をサプリメントで摂取する際は、摂取量に注意しましょう。

栄養素はサプリメントからよりも調理した食物から摂取するほうが、体内吸収率がよいです。

私達は何万年もの間、食事からエネルギーを得てきました。体の全細胞は食事から栄養を得て、活力レベルを最適に保ってきたのです。

2　放射線防御に有効な栄養素を多く含む食品

放射線防御に有効な栄養素なじみの深い代表的な食品

放射線防御に有効な栄養素を多く含むもので、私達日本人になじみの深い代表的な食品は次のとおりです。

・味噌（自然発酵させたもの）
・豆腐
・わかめ、海苔、昆布などの海藻類
・ヒジキ

ヨウ素中毒を防ぐ

味噌や納豆、しょうゆ、豆腐などの原料である大豆は、ヨウ素中毒を防ぎます。昆布だしの味噌汁にして一緒にとるとよいでしょう。

納豆はタンパク質、脂質、カルシウム、鉄分、カリウムなどの各種栄養素が豊富で被曝対策によいといわれています。しかし、納豆や味噌自体は、消化に負担がかかるので、過剰摂取は控え、消化力に応じて適量を摂取するように心がけましょう。

さらに、これらは塩分が高いので、とりすぎは高血圧につながります。

ヒジキには、カルシウム、鉄、食物繊維、ビタミンB類、βカロチンが豊富に含まれており、栄養的に完璧な食材です。

βカロチンは、緑黄色野菜に多く含まれている色素のことです。摂取されたβカロチンは必要に応じて体内でビタミンAに変化します。ビタミンAに変化するのは必要量だけで、残りはβカロチンのまま、体内の活性酸素をキャッチして除去する働き（抗酸化作用）をします。

ただ、すべての食品についていえることですが、過剰摂取は逆効果をもたらすので注意しましょう。

免疫力や「自己治癒力」を活性化する

繰り返しますが、被曝は、体内で活性酸素やフリーラジカルが増加します。これらは血管の細胞膜に侵入し、細胞の中枢である染色体と遺伝子を傷つけ、老化や癌や腫瘍をもたらします。こういったヨウ素中毒を防ぎです。人間の体は、自ら抗酸化物質をつくることができますが、日々のストレスや不規則な生活や食習慣により不足してしまいます。

特に、放射性物質などの破壊力の強い物質が体内に侵入してくる際には、積極的に抗酸化作用を持つハーブや食物を摂取して、免疫力や自己治癒力を活性化する必要があります。

同じように被曝をしても、すぐに何らかの症状が発生し、病気になる人もいれば、大きな問題もなく長生きする人がいます。

私達は、放射能以外にも、さまざまな有害な化学物質や環境汚染の中で暮らしています。被曝はその内の一つです。そういった意味では、特別なものではないのでしょう。

私達の体には自然治癒力が備わっており、日々損傷を受けた細胞を修正しています。

自然治癒力が被曝によるダメージを上回れば、プラスとマイナスの帳尻が合うだけでなく、プラスが上回ります。そうなれば、いつまでも健康を保つことができます。

少しでも被ばくによる影響から身を守りたい今、体によくないものはできるだけとり入れないでおきましょう。

食品添加物が使われている食品は活力をもたらさない

前章で述べましたように、インスタントやレトルト食品、冷凍食品などの「死んだ食べもの」は、活力をもたらさないだけでなく、たくさんの合成添加物が使われています。

これらも体内にて活性酸素を増やし、毒素になります。

重要なことは、これらの食品は体組織を生成する能力に欠けているということです。

冷凍食品は解凍すると、すぐに腐ります。そして結果的に消化吸収力を弱め、細胞組織の機能低下をもたらします。

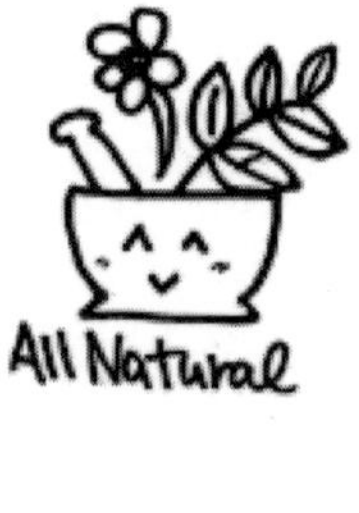

3　免疫力を高める食品

黒ゴマ

黒ゴマは強力な抗酸化物質を豊富に含むスーパーフードです。ゴマの全滋養成分の中でも、セサミンと呼ばれる成分は、活性酸素への抵抗力がとりわけ強力で、体内の活性酸素を捕えて、そのまま体外へ送り出します。

その他にも、黒ゴマにはアントシアニン、ビタミンＥ、亜鉛などの強力な抗酸化物質が含まれています。

アントシアニンは、抗酸化作用、炎症・潰瘍を防ぐ作用、免疫力増強の作用が非常に高いです。ビタミンＥは、黒ゴマに豊富に含まれており、別名「若返りビタミン」といわれています。ビタミンＥは抗酸化作用に優れ、細胞の老化を防いで若く保ちます。不足すると細胞膜の脂質が酸化され、「過酸化脂質」に変わり、タンパク質と結合して、血管、心臓、肝臓などに蓄積し、動脈硬化が起こります。

また、黒ゴマには、抗酸化ミネラルであり、黒ゴマ最大の滋養価値でもある、亜鉛も豊富に含まれています。亜鉛は、遺伝子、酵素、インシュリンの原料であり、タンパク質の形成に必要とされる、重要なミネラルです。

亜鉛が不足すると、病気になりやすく、病気が治りにくいなど、その影響は極めて甚大です。遺伝子やタンパク合成に必要とされ、精子の製造、細胞の再生、新陳代謝に不可欠で、精力の増強、ケガや病気の回復にはなくてはなりません。

亜鉛は、現代の食生活で最も不足しているミネラルといわれています。極端に不足すると、てきめんに免疫力が弱まって病弱になり、爪に白い斑点が現れ、味覚がにぶり、精子の数が薄まって生殖力が落ち、子供ができにくくなります。

そのため、アーユルヴェーダの精力増強学である「ヴァジカラナ」では、子づくりのために、黒ゴマと（加熱していない）生蜂蜜を毎日摂取することを勧めています。

さらに、黒ゴマには　多種の必須アミノ酸が含まれています。アミノ酸はタンパク合成の原料であり、酵素やホルモンの原料でもあります。脂肪や糖質は体内で貯蔵されますが、アミノ酸やタンパクは必要分以外は分解されて排出されます。そのため、毎日、持続的に摂取することができます。

ちなみに、生の黒ゴマは消化に重いので、煎りゴマを選びましょう。黒ゴマと塩を一緒にとるのも、黒ゴマを消化しやすくするのでいいですね。一緒にとる塩は（精製していない）ミネラル成分の高い岩塩がお勧めです。

ブロッコリー、キャベツ、アルファルファ、トマト、かぼちゃ、にんじん、里芋、カリフラワーなど

これらは抗酸化作用の高い野菜です。

健康のために毎日食事にとり入れたいものです。

ただ、トマト以外は、生で食すると消化に負担がかかり、未消化物を増やす源になります。そのため、食する際は、きちんと火を通して、塩やショウガなどのスパイスで調理しましょう。次に述べる黒コショウなどを調理に使用するといいでしょう。

黒コショウ

黒コショウは消化力を上げ、未消化物の排出を促します。

駆風、充血除去、去痰の作用があり、発熱、風邪、インフルエンザ、咳などの症状にも効きます。

また脂肪を除去や肥満の治療にも効果を発揮します。

ただ、ヴァータ体質、ヴァータのアンバランスがある人は、量を減らしてください。カパ体質、カパのアンバランスがある人は、若干多めでも大丈夫です。

ワサビ

伝統的な日本食にかかせないワサビもまた、消化力を上げ、未消化物の排出を促します。一般的に、ワサビといえば、お刺身やお寿司に使われていますよね。

これは生で魚貝類を食べる際の消化の負担を軽くするためのものです。

また、ショウガのピクルスであるガリも一緒に食べますが、これも同じく消化しやすくするためです。

ちなみに、生のワサビには高い殺菌・抗菌作用があります。

ショウガ

ショウガは刺激的で、消化力を上げ、血行を良くします。消化器疾患の症状を緩和するほか、呼吸器疾患を予防する殺菌効果があります。また、吐き気、下痢、悪寒、生理痛、風邪、リウマチ痛を鎮める効果があります。

風邪のときは、加熱していない蜂蜜と一緒にとると、さらに効果的です。

その上、サットヴァを増やすハーブなので、心に純粋性と調和をもたらします。ヴァータとカパを減少させますが、過剰に摂取した場合は、ピッタを増加させます。

ギー

ギーとは、インドや中近東で何千年も前から使われているバターオイルのことです。

無塩バターを煮詰め、何度もろ過して、水分やタンパク質や不純物を取り除きます。そうすることで、酸化・腐敗しにくくなり、平均気温の高い地域においても、長期間、常温で保存することが可能になります。油でありながら体内に溜まらないどころか、逆に、体内の老廃物を排泄してくれる作用があります。

アーユルヴェーダの古典書、「チャラカ・サンヒター」(1：27）によると、ギーは、「記憶力、知力、消化力、精力、オージャス（活力）……脂肪を増やす。……毒素、錯乱、疲労、不幸、発熱を取り除く。あらゆる油脂類の中で、最も優れている」

さらに、（1：13：42-43）には次のように記されています。

「ヴァ―タ体質とピッタ体質の人、ヴァ―タ性とピッタ性の症状を持つ人、視力をよくしたい人、怪我をした人、痩せた人、老人、子供、体力のない人、寿命を延ばしたい人、太りたい人、子供が欲しい人、若くなりたい人、消化力・活力・記憶力・知恵・代謝力・理性・感覚器官の能力を高めようとしている人、灼熱感・外傷・やけどによって苦しんでいる人にとって有効である……」

栄養的には、必須脂肪酸（オレイン酸等）やβカロチンなどの成分が含まれており、協力な抗酸化力をもちます。

ギーを定期的に摂取すれば、オージャス（活力または免疫力）が増えます。乱れたアグニ（消化力）を回復させ、長寿を促進し、体のすべての細胞組織に栄養を与えます。ハーブ薬の成分を細胞組織へ運搬する役割を果たします。特に、古いギーは価値があり、細胞に潤いを与え、乾燥・老化を防ぎます。さらに記憶力や知性を高め、強い心と体を育ててくれます。

ギーはよく調理に使われますが、一般的に、アーユルヴェーダの薬やマッサージオイルとしても使用されます。調理に使用する場合、肥満や血中コレストロールに注意している方は、分量を控えたほうがよいです。

ニンニク

ニンニクのもつ強壮・解毒作用はよく知られていることです。世界各地で古くから、民間療法においてカをつけるための強壮剤として使われてきました。また、感染症に対する強力な予防作用で有名です。

ニンニクは天然の強力な抗生物質であり、全身で抗菌作用を発揮することが証明されています。ニンニクは消化管から吸収されると、血流に入って循環し、肺・腸・皮膚・泌尿器から排出されますが、その過程でこれらすべての器官を殺菌します。

ニンニクに強力な抗酸化作用、腫瘍除去作用があることが発見されています。ニンニクは放射性物質だけでなく、大気汚染やニコチンからの悪影響からも身体を守るのにうってつけです。

喉の痛み、風邪、インフルエンザ、気管支や肺、消化管の感染症に用いられるほか、感染症を患った後や化学合成の抗生物質を服用した後に、身体に有益な細菌の数を元に戻すのにも役立ちます。また去痰作用があるので、急性・慢性の気管支炎、気管支喘息、百日咳、花粉症、鼻炎の治療薬としても有効です。

さらに、消化酵素や胆汁の分泌を促進し、消化を促します。この消化促進作用と殺菌作用が結びつくことにより、肝臓や消化器官を浄化し、有害な細菌を除去するため、身体機能全般の向上が図れます。その作用により生の冷たい食物を解毒します。

ニンニクはヴァータとカパを減らし、ピッタを増やします。また、ラジャスを増やすので、ピッタの高い人、ラジャスの高い人は注意してください。

クロレラ

クロレラは海藻類等に多く含まれます。クロレラには、タンパク質、炭水化物、葉緑素(クロロフィル)、各種ビタミン類、ミネラル類、食物繊維など、多種の栄養素が豊富に含まれています。クロロフィル（葉緑素）には、強い抗酸化力があり、活性酸素を除去し、疲労回復や滋養強壮、アンチエイジングの効果があります。

スピルリナ

スピルリナにはタンパク質、ビタミン、ミネラル、多糖類（食物繊維）、カリウム、クロロフィル等が含まれます。強力な抗酸化力があり、、体内の活性酸素を除去する作用があります。クロレラと比較し、ベータカロテン含量が多く、消化吸収が非常に良いです。

チェルノブイリ原発事故の被害者を対象にした調査の結果によると、放射線被曝対策に有効だそうです。チェコ共和国で開かれた第6回応用藻学国際会議にて発表された論文では、1日に5グラムのスピルリナを与えられた子供の尿中のセシウム137が50％も減少したという結果が報告されています。

ウィートグラス

小麦若葉のことです。栄養的に非常にバランスがとれています。クロロフィル（葉緑素）濃度が高く、ビタミンAとCが豊富です。また、がん細胞と戦うといわれる擬似ビタミンBも含まれ、エキスには有機鉄も含まれています。

特にデトックス効果も高いといわれ、欧米では非常に人気があります。日本では、「青汁」などの成分に使われているのを見かけます。

ココナッツジュース

ココナッツミルクのほうではなく、透明な液体のジュースのほうです。ミネラルやカリウムが豊富です。脱水症状を素早く緩和し、胃腸での消化を助け、消化不良による症状を緩和します。ただ日本では沖縄とか南のほうでないと、あまりお目にかからないものなので、あまり使えないかもしれません。ピッタ体質、ピッタのアンバランスに効果的です。

緑茶、ほうじ茶などのお茶類

緑茶やほうじ茶、ウーロン茶、紅茶をはじめとするお茶類には、ポリフェノール（カテキン類、フラボノイド類）がたくさん含まれています。ポリフェノールの効果は、日本でも最近話題になっていたので、よく知られるところですね。

それには高い活性酸素・フリーラジカルの除去効果、殺菌作用、抗酸化作用があります。最近の研究結果によると、自分で淹れるお茶に含まれる抗酸化物質は、ペットボトル茶の20倍だそうです。ですから、できるだけお茶は自分で淹れたものを飲みましょう。

果物（特に、リンゴ）

果物には糖分が多く含まれていますが、おなじみの果物のほとんどに抗酸化作用があるため、適度な分量を摂取するのはお勧めです。なんといっても旬の果物がベストです。新鮮なまま食する以外に、カルダモン、シナモン、クローブ、塩などを用いて加熱することにより、解毒、消化吸収をよくしたりすることができます。

果物の中でも、特にリンゴは、放射性物質のセシウム１３７の排出に役立ちます。ベラルーシのネステレンコ博士（V.B. Nesterenko）の研究報告によると、チェルノブイリ原発事故の放射能に汚染された食品を知らずに何年も食べ続けたために、内部被曝し、さまざまな種類の症状に苦しんでいた子供達に、リンゴペクチンを与えたところ、体内に蓄積したセシウム１３７を減らすことができたそうです。

アーユルヴェーダでは、リンゴはピッタ（カパも若干）を減少させるが、過剰に摂取すると、ヴァータを増加させる、といわれています。ヴァータが増えると、そわそわ落ち着きがなくなり、活動が活発になり、疲れやすく、神経質になる傾向があります。ヴァータを増やさないようにリンゴを食べるには、シナモンと一緒に調理するのが一番です。

リンゴは、ダメージした腸の粘膜層を治癒するので、下痢・腸内出血・潰瘍・関節炎、貧血、胃炎、結腸炎などの緩和に効果的です。

「食べ合わせ」については後で詳しくお話しますが、アーユルヴェーダでは、ほとんどの果物は、その他の食品との食べ合わせがよくないといわれています。単糖類である果物は素早く消化吸収されますが、多糖類の食品は消化にはより多くの時間がかかるからです。そのため、それらを同時に食すると、消化不良が起こり、未消化物が発生するのです。

4　6つの味

6つの味をバランスよく毎食にとり入れる

アーユルヴェーダでは、6種類の味があるといわれています（図表20）。甘味、塩味、酸味、苦味、辛味、渋味です。健康を増進し病気を予防するために、これら6つの味をバランスよく毎食にとり入れるように推奨しています。

アーユルヴェーダによると、味は単なる偶然の産物ではありません。プラーナ（生命力）、特に消化力に大きな影響を及ぼします。味は消化管神経を刺激し、消化力を強化するためのものです。ですから、使い方次第で、毒にも薬にもなります（図表21）。

味は、3つの生命エネルギー（ヴァータ・ピッタ・カパ）に大きく影響する

消化力をアップする上で、良い味（おいしさ）は必須です。いくら栄養価が高くとも、味気のない、まずい食事は滋養になりません。消化の火（アグニ）が掻き立てられないからです。

それぞれの味は、空・風・火・水・地の五大元素のうちの2つの元素からなり、特有の性質と作用があります。味は、3つの生命エネルギー（ヴァータ・ピッタ・カパ）に大きく影響するため、非常に重要です。

【図表 20　６つの味】

味	構成元素	ドーシャに対する影響	性質	代表例
甘味	水＋地	K＋V，P－	湿性、冷性、重性	バター、砂糖、アーモンド、ナツメヤシ、ファネル、甘草、マシュマロ、レーズン、ゴマなど
酸味	地＋火	K，P＋V－	軽性、熱性、湿性	レモン、ライム、ローズヒップ、酢、シトラス、ワイン、酸性の発酵食品、ヨーグルト、ピクルスなど
塩味	火＋水	K，P＋V－	重性、油性、辛味	全種類の塩、鉛、アルカリ、海草など
苦味	空＋風	V＋P，K－	冷性、乾燥性、軽性	ニーム、アロエ、菊、タンポポ、りんどう、ゴーヤなど
辛味	風＋火	V，P＋K－	辛味、乾燥性	コショウ、シナモン、ニンニク、生姜、唐辛子、玉ねぎ、ペパーミントなど
渋味	地＋風	V＋P，K－	冷性、乾燥性、軽性	ザクロ、桑の葉、蓮の種、オオバコの種、ウィッチヘーゼル、渋柿など

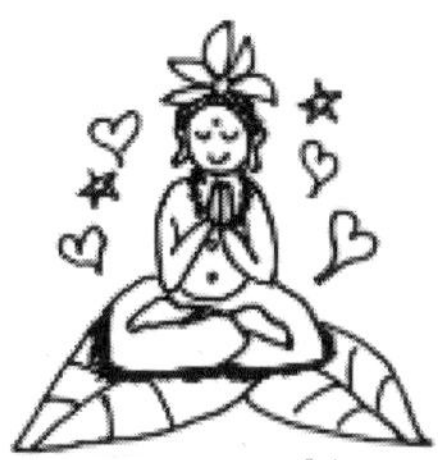

【図表21　６つの味のプラス面・マイナス面】

味	プラス面	マイナス面（その味だけを過剰に摂取したとき）
甘味	細胞組織の成長促進、活力アップ、長寿促進、五感と心を心地よくする、肌のつやを良くする、のどの渇きや灼熱感を和らげる、皮膚と髪の健康を促進する。	肥満、弛緩症、怠惰、過度の睡眠、重さ、食欲不振、消化不全、呼吸困難、咳、腹部膨満、唾液分泌過剰、感覚の喪失、失声、リンパ腺の腫れなどをもたらす。
酸味	消化力アップ、体力増進、精神の覚醒、感覚器官の安定、腸内ガスや屁を外に出す、満足感を与える、唾液分泌を促す、滋養を与える。	歯を敏感にする、咽喉の渇き、血液中の毒素増大、身体の弛緩作用、痛み、外傷、骨折、その他の怪我の悪化や化膿を促進する。
塩味	消化力アップ、鎮静・下剤効果、閉塞物を排除、硬直・収縮の緩和、唾液分泌の促進、食物に味を与える。	咽喉の渇き、失神、灼熱感、衰弱、筋肉萎縮、感染した皮膚の状態を悪化、腫瘍、抜け歯、精力減退、感覚器官の機能障害、皮膚のしわ、白髪、抜け毛をもたらす。
苦味	味覚を回復、デトックス効果、殺菌効果、失神・灼熱感・痒み・皮膚の炎症・咽喉の渇きを緩和、皮膚と筋肉に張りを与える、解熱作用、消化力アップ、脂肪分解。	細胞組織の衰弱、血管を粗雑にする。体力減退、疲労、倦怠、妄想、目まい、口内の乾燥をもたらす。
辛味	口内掃除、消化力アップ、浄化、鼻の分泌物を排出、感覚器官に明瞭さを与える、肥満、腸膨張、体内の過剰な液体などの治療に役立つ、汗の排泄、食物に味を与え、痒みどめ、殺菌作用など。	精力減退、妄想・疲労・目まい・衰弱・灼熱感・のどの渇きをもたらす。震え、鋭い刺すような痛みを体全体にもたらす。
渋味	鎮静作用、下痢止め効果、痛みや怪我の回復促進、乾燥・安定・収縮作用、出血を止める、体内で液体の吸収を促進する。	口内乾燥、心臓の痛み、便秘を引き起こす。循環経路を詰まらせる。皮膚を黒ずませる。精力減退、若年老化、腸内ガス・大小便の詰まり、疲労・倦怠感・咽喉の渇きをもたらす。麻痺・痙攣・ひきつけ・不眠症・神経衰弱などの症状を引き起こす。

5　アーユルヴェーダの食事法

食物の選択ポイント

アーユルヴェーダでは、次の点を考量した上で、食物を選択しなければいけないといわれています。

・個人の体質
・食物の性質と6つの味
・食べ方に関するルール
・食べる分量と質
・支度における注意事項
・食物の組み合わせ
・使用するスパイス
・適切な食環境と態度
・食べるタイミング
・年齢と性別
・アーマ（未消化物）の状態
・ドーシャ（ヴァータ・ピッタ・カパであらわされる生命エネルギー）の乱れ

エーッ！　食べるものを選択するのに、こんなにあれこれ考えなくてはいけないのなんて、初めて聞く人は驚かれるかもしれませんね。

もちろん、すべてを完璧にこなす必要はありませんが、できることは1つでも多くやってみることでいいでしょう。アーユルヴェーダの食に関する教えは、私達への嫌がらせのためにあるのではなく、理想的な健康状態と長寿を実現するためにあるのですから。

年齢・性別・体質・体調と季節に合った食事で適切なタイミングで適量とる

アーユルヴェーダでは、一人ひとりの年齢・性別・体質・体調と季節に合った食事で適切なタイミングで適量とることが重要とされています。

適量というのは、基本的には「腹六〜八分目」です。日本でも古くから「腹八分目で医者いらず」といわれるでしょう。これはアーユルヴェーダの考えに基づいているのです。この分量は消化に負担をかけないのでよいのです。

同じ理由で、食べるタイミングは、「お腹が空いているとき」が最もよいとされています。前の食事がまだ消化されていない状態、つまりまだ食欲のないときに無理に次の食事をとると、体内に未消化物がどんどん増えていきます。

適切な食環境というのは、騒々しくない場所、心がゆったりと落ち着く環境、目の前におぞましい、目を背けたくなるようなものがない環境を意味します。たとえば、殺人や暴力のニュースやホラームービー、アダルトビデオを見ながら、ゆったりとした気分で食事できますか。

中にはできる人もいるかもしれませんが、大半の人は食欲を失うと思います。儀式のように厳かに、静かにする必要もありませんが、おしゃべりに熱中するのもＮＧといわれています。

食事は、生きていくために、心と体に栄養と活力を与えてくれるものです。消化の火（アグニ）が燃えているからこそ、生命があるのです。私達は食事を通じて、その消化の火、生命の火に感謝をし、食物というお供え物をするのです。これが基本的な食事に対する態度です。

食事の支度における注意事項

食事の支度における注意事項については、覚えておくべきです。それは、食事を料理した人、食卓に出した人など支度に関わった人全員のエネルギーが、その食事に影響を及ぼすということです。もしその人達、憎しみや怒りなどの否定的な感情を抱いていれば、それが食事に伝達されるのです。たとえば、レストランで食事をした際、注文したものを運んできたウェイターの態度が悪ければ、もともとの食事の味はそれほどひどくないのに、そのウェイターの感じの悪さのせいで、食事がまずく感じられた経験はありませんか。

また、先ほどの食環境に関係しますが、同じものを食べるのに、素敵な夜景の見える窓側の席とトイレの前の席では、同じものでも味が変わってくるように感じられるでしょう。

このように、アーユルヴェーダは、食事の内容はもちろんのこと、食する際の心理的・感情的セッティングにも配慮するように教えています。

6　体質別食事法

味自体が心と体に大きな影響を及ぼす

それぞれの食物・スパイス・ハーブに特有の性質と味があります。前項で述べましたように、味自体が心と体に大きな影響を及ぼすため、体質・体調に応じて、それらは慎重に考慮されねばなりません。

苦味・辛味・渋味はヴァータ（空と風）を増やすので、もともとヴァータが多い体質の人が、これらの味の食物を食べすぎると、ますますヴァータのエネルギーが乱れてしまいます。

ですから、ヴァータ体質の人、それ以外の体質でもヴァータのアンバランスでお悩みの人はご注意ください。

酸味・塩味・辛味はピッタ（火と水）を増やすので、ピッタ体質の人、ピッタのアンバランスでお悩みの人はご注意ください。

甘味・塩味・酸味はカパ（水と地）を増やすので、カパ体質の人、カパのアンバランスでお悩みの人はご注意ください。

食品はおおまかに果物・野菜・乳製品・穀物・豆類・ナッツ類・種・オイル・スパイス・甘味料・動物性食品など分けられています。

果物・野菜がどのように作用するか例示すると

ここでは例として、果物・野菜がどのように作用するかを簡単に説明します。

【図表22　果物・野菜の作用】

果物	・乾燥果実はカパには良いですが、ヴァ―タを増やします。 ・搾りたての新鮮なフルーツジュースは冷やす作用があります。さらに、食べ合わせの悪い食物をジューサーで混ぜて「スムジー」などにすると、未消化物が生成され、ヴァ―タのバランスを乱します。 ・スパイスと一緒に調理した果物が、ヴァ―タとカパに最適です。 ・酸っぱい果物に塩を少々ふりかけて食べるのが、ヴァ―タに最適です（甘味をひきたてる）。 ・酸っぱい果物に砂糖を少々ふりかけて食べるのが、ピッタに最適です（酸味を抑える）。
野菜	・根野菜は栄養価が高く、安定性を与えますが、消化には重いです。スパイスを使って調理し、消化しやすくして食べましょう。 ・安定性を与えるので、ヴァータに良いですが、カパを増やす可能性があります。 ・緑の葉野菜はピッタとカパにより適していますが、ヴァータを増やす可能性があります。キャベツを含む、緑の葉野菜のほとんどに血液浄化作用があります。 ・ニンニク、玉ねぎ、赤唐辛子などの辛味のある野菜は、ヴァータとカパには適していますが、ラジャスとピッタを増やす可能性があります ・生野菜は（消化力が低下している場合を除いて）ピッタに適しています。ヴァ―タとカパには調理した野菜が適しています。特に、ヴァ―タには、油、スパイス、塩を使って調理するのが良いです。

アーユルヴェーダでは基本的に、同じ性質のものが同じ性質のエネルギー（ドーシャ）を増やし、反対の性質のものは、そのエネルギーを鎮めます。

たとえば、熱い性質の食物（塩など）は、火と水の要素からなるピッタを増やします。

7　気をつけるべき食品

放射性物質を含む食材すべて避ける

当たり前ですが、放射性物質を含む食材すべて避けましょう。

しかし、現在の日本の市場で売られている食品にはベクレル（放射性物質が放射線を出す能力を表す単位）が表示されていません。そのため、産地を見て判断するしかないのですが、そうなると今度は産地偽造またはごまかしのテクニックが使われたりするなど、どうやら私達は被曝するように強要されているようです。

造血細胞を汚す

さて、それ以外に気をつけるべき食品は、①砂糖と②お酒です。

これらは造血細胞を汚すので、よくありません。特に、真っ白に精製され、合成添加物を加えられた白砂糖は避けるべきです。精製された白砂糖からは、精製過程においてビタミンやミネラルなど、体が必要とする栄養素が除去されており、そのため素早く血中に吸収され、血糖値を急激に上げます。そのため一時的に気分がハイになり、元気が回復したように感じられますが、素早く吸収された砂糖は、同様に素早く消費され、今度は逆に気分が急激に落ち込みます。

このような気分のアップダウンを繰り返すと、心身共に疲れやすくなり、「キレやすく」なります。集中力、体力・気力も低下します。

白砂糖

さらに、白砂糖は、体内で消費される際に、カルシウムなどの必須ミネラルを奪います。カルシウムが不足すると、骨や歯が弱くなるだけではありません。体は、ストロンチウムというカルシウムと同じ化学構造から成る放射性物質をカルシウムと間違えて、骨に吸収してしまいます。その結果、骨のガンや白血病が発症します。

砂糖を摂取する場合には、精製されていない、ミネラルやビタミンが豊富な天然の砂糖を使用しましょう。天然の砂糖は、急激に体内に吸収されることがないため、血糖値の急激なアップダウンがなく、血液が酸化することもないので、体に負担がかからず、体内毒素も増えません。おまけに、満腹感が持続するので、食べ過ぎ防止にもなります。

キトサン

ところで、主として甲殻類から抽出されるキトサンは、放射性物質（特にセシウム）の排出に効果的だといわれます。しかし、甲殻類の摂取は、消化システムに負担をかけ、体内に未消化物を増やすので、あまりお勧めではありません。キトサンは有害な放射性物質を排出する一方で、それ自体が未消化物を増やすので、最終的にはあまり役に立ちません。

玄米

玄米のほうが白米よりも栄養価が高いので、玄米のほうが健康に良いと思っている方は多いかもしれません。確かに玄米のほうがビタミン・ミネラル・食物繊維が豊富です。またフィチン酸を多く含むので化学物質の解毒・体外排出に効果的で、被曝対策によいといわれています。

このフィチン酸が問題なのです。この物質は強い排泄作用を持ち、毒素を出して病気を治していく作用がありますが、同時に、体内の鉄やカルシウムと結合してミネラルなどの重要な栄養素を体外に排泄してしまいます。

ちなみに食品に栄養素が含まれているということと、その栄養素が体の中で効率よく利用できるかどうかのバイオアベイラビリティ（Bioavailability：生体利用効率）とは別の話なのです。そのバイオアベイラビリティの面において、玄米は白米よりも悪いのです。

白米・味噌汁・しょうゆ

白米のほうが、栄養素の消化吸収率が良いので、こちらをお勧めします。白米食に、おかずや味噌汁を添えて足りない栄養素を補うのがベストでしょう。

ところで、和食をお召し上がりの際は、、塩分のとりすぎに注意しましょう。特に、高血圧の方は、十分気をつけてください。しょうゆは日本食の代表的な調味料ですが、アーユルヴェーダでは、しょうゆの「渋味」は、便秘をもたらす作用があります（図表21をご参照ください）。お通じのあまりよくない方は、しょうゆを摂取する分量にはくれぐれも注意しましょう。

8　「食べ合わせ」の悪さが消化不良を引き起こす

日本でよく知られている例

アーユルヴェーダではそれぞれの食物にそれぞれ異なる味・性質・作用があるといわれています。それらを一緒に組み合わせるとき、もしそれらが相反する性質・作用を持つ場合、つまり食べ合わせが悪いと、消化不良が起こり、未消化物やガスが発生します。

日本でよく知られている例は「鰻と梅干」「スイカと天ぷら」「天ぷらとかき氷」などです。これは単なる迷信ではなく、古代の賢人の智慧に由来するものです。

アーユルヴェーダでは、消化の面においてきちんと根拠が示されています。

ここでは、いくつかの例をご紹介します。

牛乳はほとんどの食品と相性がよくない

牛乳についてはすでに述べましたが、牛乳はほとんどの食品と相性がよくありません。特に、メロン、さくらんぼ、バナナ、甘酸っぱい果物、イースト菌が入ったパン、ヨーグルト、魚、肉、米、豆類とは合いません

・牛乳＋肉

肉には発熱作用があり、牛乳には冷却作用があります。これらを一緒にとると、お互いが他方を無効にし、消化力が損なわれます。

・牛乳＋バナナ

消化力を弱め、腸内細菌叢の質を変化させ、未消化物を発生させます。膿瘻の充血、風邪、咳、アレルギーの原因となります。

・メロン類＋牛乳、その他乳製品、穀物、揚げ物など

牛乳には下剤効果、メロン類には利尿効果があります。牛乳は消化により時間がかかる一方で、メロンの果糖は何倍も早く消化されるので、消化力を弱め、未消化物を生成します。また同じ理由で、メロン類は乳製品、揚げ物、澱粉質の多い食物、穀物とは合いません。メロン類はこれらの食品よりも何倍も消化が早いため消化不良の原因となります。

その他の例

このように、食べ合わせが悪いといわれている組み合わせのほとんどは、消化速度の違いや作用の違いによるものです。次にその他の例を挙げます。

・果物類＋じゃがいも（または他のでんぷん食物）

・ハチミツ＋ギー

・大根＋牛乳、乳製品、バナナ、レーズン

・なすび、トマト、じゃがいも、赤唐辛子などのナス科の野菜＋牛乳、乳製品、メロン、きゅうり

・ヨーグルト＋牛乳、乳製品、マンゴ、メロンなどの甘酸っぱい果物、温かい飲物、魚、肉、でんぷん質食品
・卵＋牛乳、ヨーグルト、チーズ、バナナ、メロン、魚、肉
・果物＋野菜、でんぷん質食品、牛乳、ヨーグルト、乳製品などすべての食品
・とうもろこし＋バナナ、デーツ、レーズン
・レモン＋牛乳、ヨーグルト、きゅうり、トマト
・加熱または調理したハチミツ

ハチミツに熱を通すと、ハチミツのもつ粒子が不均質の糊状物質に変化し、粘膜に粘着し、体の微妙な経路を詰まらせて毒素を生成します。

これらは一部の例で、その他にも注意が必要な組み合わせはたくさんあります。たとえば、和食を食べる際にありがちな組み合わせは、味噌汁に日本茶（ほうじ茶や緑茶などを含む）です。この場合、両方ともに渋味があり、渋味を増やし過ぎることになるので、食事に味噌汁を合わせるなら味噌汁だけ、お茶にするのであればお茶だけにするほうがよいそうです。

適切に食物を組み合わせて食べると、消化がスムーズになり、体が栄養吸収しやすくなり、活力アップが期待できます。

逆に、食べ合わせが悪いと、消化不良が発生し、ひいてはアレルギー症状がでてくることもあります。牛乳のところで述べましたとおり、牛乳はほとんどの食品と食べ合わせが悪いのですが、一般ではそのことが一切考慮されずに摂取されているためアレルギーになる人が増えるのです。

9　体内毒素の排出を促すハーブ

放射線による細胞への損傷修復作用をもつハーブ

アーユルヴェーダには数百種類ものハーブがあります。その中には、体内の放射性物質を体外に排出する作用を持つハーブもあります。

先に述べましたように、外部及び内部に受けた放射性物質は、体内で活性酸素とフリーラジカルを増加させ、ＤＮＡにダメージを与えます。その結果、若年性老化、さまざまな種類のガンが発生します。内外の低線量被曝によるＤＮＡ損傷の影響を軽減するには、抗酸化物質が有効です。

ここでは、被曝によるダメージを軽減するのに役立つ、抗酸化作用の高いハーブや毒素排出効果の高いハーブをご紹介します。現在、これらのハーブのもつ放射線による細胞への損傷修復作用については、インドを中心に、世界各地で科学的研究が行われています。

ウコン

まず、日本で手軽に入手できる、最もお勧めのハーブはウコンです。

ウコンは生命エネルギーのバランスを回復させます。ウコンには鎮痛、消化、駆虫、止血の作用があり、血液循環をよくし、砂糖・脂肪・油分の消化を助けます。

ウコンには、ミネラルや食物繊維が豊富に含まれています。ウコンの主成分であるクルクミンは、胆汁の分泌を促し、強い解毒作用を起こし、肝機能の働きを強化します。胃腸も強化します。また、高い抗酸化作用や殺菌作用も含まれます。そのため、老化防止、アーマ（放射性物質を含む有害物質や未消化物）の排泄、抗ガン作用や抗腫瘍作用があります。

被曝対策として、毎日小さじ二、三杯のウコンを、お湯やお茶、スープ、料理に混ぜて摂取すると良いでしょう。

小さじ約一杯のウコンを一カップのホットミルクに混ぜて飲むと、リンパ腺を浄化する効果があります。

ウコン以外の体内毒素の排出に有効なアーユルヴェーダハーブ

次に、ウコン以外の体内毒素の排出に有効なアーユルヴェーダハーブをご紹介します。

日本人にはあまり馴染みのないハーブかもしれません。また、日本で入手するのが難しいかもしれませんが、これらのハーブが持つ効果は一目に値します。

トリファラ

アーユルヴェーダの代表的なハーブの1つで、強力な浄化・強壮作用があります。

これはアマラキ（Emblica officinalis）、ビビタキ（Terminalia bellerica）、ハリタキ（Terminalia chebula）という3つの果実を乾燥させ、粉末状にしたものです。

これら3種類のハーブが、内臓を浄化し、食べ物の消化吸収をよくします。食欲と消化力を高め、便秘に対し軽い下痢として使用できます。ドーシャと呼ばれる生命エネルギー（ヴァ―タ、ピッタ、カパ）のバランスを回復させます。

また、赤血球を増やし、体内の余分な体脂肪を減らします。うっ血や頭痛にも効果的で、血糖値を普通のレベルに保ち、皮膚の色つやをよくします。腸のガス、食欲不振、偏頭痛、風邪などに効果的です。

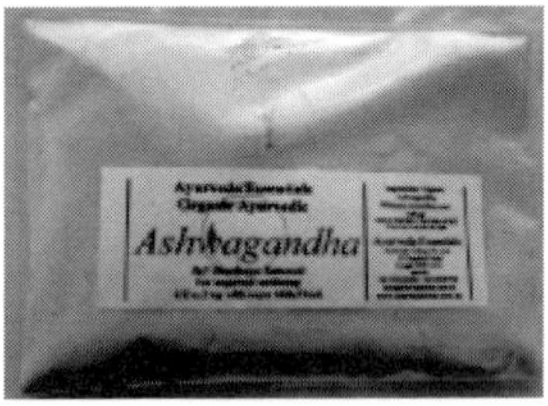

アシュワガンダ

アーユルヴェーダの代表的なラサーヤナ（若返り）ハーブです。脳神経の強化、ストレス緩和、消炎、抗酸化、抗腫瘍、神経鎮静、穏やかな収れん、利尿などの作用があるといわれています。

日常的に摂取すると、種馬並みのスタミナと活力を得ることができるといわれており、不妊症、性欲減退、精子数の減少の治療に役立てられています。また、乳がん、肺がん、大腸がんを抑制する可能性があるともいわれています。

ハリタキ

ハリタキは、先述のトリファラの成分の1つです。体のエネルギー（ヴァ―タ、ピッタ、カパ）バランスを回復させます。とりわけ、ヴァ―タのアンバランスを回復させる作用があります。

消化力アップ、便通促進、神経鎮静、細胞レベルに栄養分を与える滋養強壮効果、目の健康促進、消化管や腸に溜まったアーマや滞留物（放射性物質を含む）の排出促進などの作用があります。その他にも、皮膚病、貧血、麻痺、痔、心臓病、頭痛、下痢、食欲不振、咳、腹部膨満、脾腫大などに効果的です。

ツボクサ（ゴッコラまたはブラミ）

ツボクサも、前述のアシュワガンダと同様に、ラサーヤナ（若返り）ハーブと呼ばれています。

抗酸化作用が高く、抗不安、神経鎮静、活力と集中力の向上、記憶力低下に有効です。とりわけ、脳の血流をよくし、脳内に蓄積した毒素の排出させるのに効果的です。その他にも、血液浄化や免疫力の向上に大変効果的です。

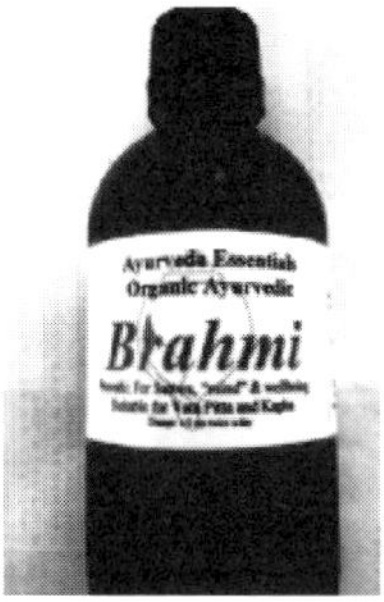

ホーリーバジル（トゥルシー）

ホーリーバジルも、ラサーヤナ（若返り）ハーブの1つです。アンチストレス効果があり、強力なアダプトゲン（私達の体の自然な抵抗力・免疫力を高める物質）作用があります。

このアダプトゲンによって、放射性物質により破壊されたＤＮＡを修復することができるといわれています。

このホーリーバジルの作用は今、脚光を浴びつつあり、福島にホーリーバジルを普及させようという運動も行われているそうです。

また、風邪、インフルエンザ、気管支炎、気管支ぜんそく、血圧の降下、血糖値を下げる、マラリヤ、ウィルス脳炎、ウィルス肝炎、放射線保護作用など、幅広い効能があります。さらに、このハーブには心を純粋にし、人間に高潔さ、美徳、喜びを与える作用があるといわれています。

チャヴァンプラシャ

チャヴァンという高齢の賢者は、若い妻を満足させることに対し不安を感じていました。瞑想中、彼は若々しい活力を取り戻すハーブの処方を思いついたのです。この処方は、チャヴァンのジャム（プラシャ）として知られるようになりました。

チャヴァンプラシャは、アダプトゲン（私達の体の自然な抵抗力・免疫力を高める物質）として、内分泌系、免疫系、神経系の機能促進、心臓、消化、循環、排泄、呼吸器系の機能の向上に非常に効果的です。

この万能薬は、アーユルヴェーダの偉大な強壮剤として知られ、インドの国中の薬局で売られています。

グッグル

グッグルも同様に、強力な毒素排出作用を持つ、アーユルヴェーダの代表的なラサーヤナ（若返り）のハーブです。

強壮効果、血液浄化、神経鎮静、鎮痙、鎮痛、去痰、収斂、殺菌作用などがあり、細胞の中でもとりわけ神経細胞の成長を促進させるといわれています。そのため、放射性物質により傷ついた細胞組織が新しい細胞に生まれ変わるための代謝を促します。また関節炎にも効果的です。

ニーム

インドにて「村の薬局」または「ミラクル・ニーム」と呼ばれ、何千年もの昔から痛み、熱を和らげ、感染症を治すなど万病に効く薬として使用されてきました。

木全体に苦味成分のアザデラクチン、マルゴシン等を含み、樹皮から採れる琥珀色の樹脂は殺虫、防虫、回虫駆除薬、駆虫薬があり、「天然の農薬」として、農業用途にも広く利用されています。

このアザデラクチン (azadirachtin) という成分が、忌中作用を発揮する主要成分です。アザデラクチンは接触阻害剤として作用し、害虫はニーム（アザデラクチン）で覆われた植物の摂取を拒否します。また忌避作用によって、害虫の繁殖能力を低下させることができます。

被曝対策としては、ニームの葉やそれをパウダー状にしたもの、あるいはニームシードオイルをお風呂に入れて入浴剤として使用すれば、炎症に効き、また皮膚の殺菌効果も期待できます。放射線は熱性なので、ニームの冷却作用は、その熱を鎮める働きをすると考えられます。

また、ニーム葉のお茶は、血液浄化、血液中の糖分吸収抑制、ホルモンバランスの回復、皮膚病、殺菌、肝機能障害、味覚回復、毒素排泄、ピッタバランスの回復にも良いといわれています。

10　栄養満点の滋養食「キチャリ」のつくり方

毒素を排出し、消化力を強化するのに役立つ

毒素を排出し、消化力を強化し、代謝・排泄を正常に機能させるのに役立つ、「キチャリ」と呼ばれる料理を紹介します。

一般的に、キチャリは風邪や病気で体力が低下している際、またはパンチャカルマ（アーユルヴェーダの専門的な毒素排出療法）を実施する際の前後の準備期間中に食されています。

キチャリは消化によく、栄養満点です。（レンズ豆の分量により消化への負担は変わります）

赤レンズ豆には、鉄分、各種ビタミン、食物繊維などの栄養分が豊富に含まれています。使用されるスパイスには、赤レンズ豆を解毒する作用があり、その豊富な栄養分の消化吸収を容易にします。軽くしたいときは赤、重くしたいときは黄色のレンズ豆を使用します。

キチャリのつくり方　（材料二―三人分）

【材料】

・バスマティライス（ジャスミンライスや日本の米でも可）　一カップ

・（赤または黄色）レンズ豆　半カップ

・水　六カップ
・トマト一個
・玉ねぎ（小さければ一個、大きければ半分）
・ニンニク　一片
・ショウガ　小指半分大
・ギー　大さじ二（ギーがなければ、その他の油で代用）
・塩　小さじ半分

【スパイス】
・マスタードシード　小さじ半分
・クミン　小さじ半分

【図表24　キチャリ】

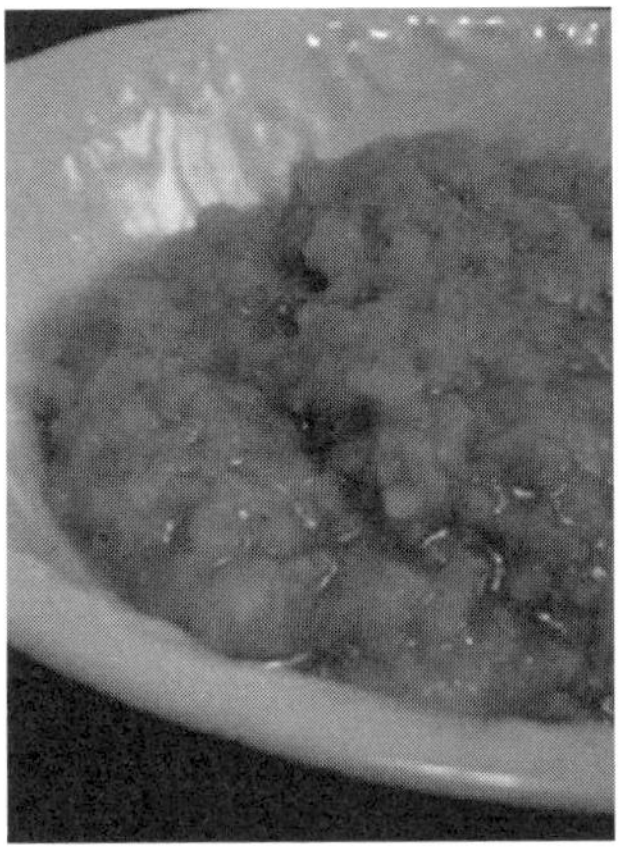

・アジュワン　小さじ半分
・ヒング（アサフォティーダ）一つまみ
・ターメリックパウダー（ウコン）小さじ半分
・チリパウダー　少々
・コリアンダー（パクチ）一つまみ（お好みに応じて）

【準備】
・米とレンズ豆を洗っておく。

・分量の水を用意しておく。
・玉ねぎとトマトをみじん切りにしておく。

【つくり方】

① 鍋を中火にかけ、ギーを入れる。
② ギーが溶けたら、熱しすぎないうちに、マスタードシード、クミン、アジュワンを入れる。(この順序で)
③ マスタードシードがぱちぱちと飛び上がってきたら、玉ねぎを入れる。
④ 玉ねぎがきつね色になり、十分に火が通ったら、ヒングを入れる。
⑤ ヒングを入れた後、すぐにトマトとニンニクを入れる。
⑥ 続けて、ターメリック、塩、チリパウダーを入れ、焦がさないようにかき混ぜる。
⑦ 米、レンズ豆、水を入れ、一旦沸騰させる。沸騰した後は、蓋をして(しなくてもよい)弱中火で15~20分、好みの柔らかさになるまで煮込む。
⑧ 米とレンズ豆が柔らかくなったら、お好みで新鮮なコリアンダーを添えて、出来上がり♪

★ヴァ―タ体質またはヴァ―タアンバランスの人には↓ブラックマスタードシード、アジュワン、ターメリックと塩を多めに加えることができます。
★ピッタ体質またはピッタアンバランスの人には↓ココナッツ粉末、パクチ(コリアンダー)を多めに加えることができます
★カパ体質またはカパアンバランスの人には↓シナモン、クローブ、カルダモン、月桂樹(ローリエ)を多めに加えることができます。塩は控えます。

第五章　健康な心身をつくる生活習慣

1　健康な習慣を身につけるには

健康増進と長寿の鍵は、自然のリズムにのった生活習慣

アーユルヴェーダでは、健康増進と長寿の鍵は、自然のリズムにのった生活習慣であるといわれています。最近では現代医学でも、多くの病気の原因は、不健康な生活習慣に深く関与していると指摘されています。

習慣には、心と体の健康によい習慣と悪い習慣があります。健康に悪い習慣の例は、喫煙、飲酒、夜更かし、過度のパチンコ、オンラインゲームなどです。

こういった行為を長年続けていると、糖尿病、脂質異常症、高血圧などの多くの病気、特に心筋梗塞や脳卒中の引き金となるメタボリック・シンドローム（内臓脂肪症候群）などの、いわゆる生活習慣病にかかってしまいます。

健康によい習慣

逆に、健康によい習慣とは、早寝早起き、ヨガ、呼吸法、瞑想など心身のバランスを回復する調気法を行う、運動をして汗を流す、自分の体質と季節に合った食生活を送る、自分の心に否定的な考えや感情がないか内観するなど、本書で紹介しているアーユルヴェーダの健康法の実践です。こ

ういったことを毎日習慣として行っていれば、ずっと長く健康でいられそうです。

もちろん最適な健康状態を長期的に維持していくにはその他の要素も多少必要かもしれませんが、健康に悪い自虐行為や自己否定をずっと続けているよりは、将来的に健康でいられるチャンスは高いはずです。

「未来」は「今」の瞬間の積み重ねであり、延長線であります。

「今」自分を愛し大事にしなければ、一体いつそうするのですか。

自分自身を否定し虐待してきた「過去」に縛られているから、「今」を大事にできない、という心の声には、ちょっと黙っていてもらいましょう。

「今」自分を許し、より健康で幸せになる決意をすれば、「過去」も「未来」も同時に解放することができます。

不健康な生活習慣を変えるコツ

不健康な生活習慣を変えるコツはここにあります。

「昨日」はどうであれ、「今日」は「今日」、「明日」は「明日」の姿勢で生きること。

意識が変われば、自然に自分の行う行為も変わってきます。そこに葛藤や苦しみはありません。

たとえば禁煙したくてもがいている人は、本当はタバコやめたいなんて思っていないのです。意識の根底から、つまり潜在意識のレベルでやめたいと思っていたら、なんの苦労もなくすぐにやめられるはずです。もちろん肉体レベルで中毒になっている人は、少々時間がかかるかもしれません。

2　健康的な一日の過ごし方

すべての人を対象にした日課のサンプル

アーユルヴェーダでは、私達が行う行為が毎日の生活、ひいては人生や健康に大きな影響を及ぼすといわれています。そのため、一日の日課についてもサンプルとなるものがあります。すべきこと、すべきでないことについての細かい指針もたくさんあります。

エーッ！　そんなのうっとおしいよ！　などと言わず、とりあえず一度聞いてみるだけ聞いてみてください。目から鱗が落ちるようなものもたくさんありますから。

ここに示すものは、すべての人を対象にした日課のサンプルですが、基本的に日課は、個人の体調・体質、季節に応じて計画されるべきものです。それはストレスを引き起こすものではなく、ストレスを緩和させるものでなければなりません。

体を自然治癒させるゴールデンタイム

人類の長い歴史上、私達が過剰に電気を使って、夜間活動し始めたのは、ごく最近のことです。地球上のほとんどの生物のＤＮＡには、昼間活動し、夜間は休むといった習慣が刻み込まれているのです。それに反した行動をすれば、当然活力は低下します。寝るべき時間に寝ず、活動すべき時間に活動していないと、ホルモンや自律神経のバランスが崩れてしまいます。

アーユルヴェーダでは、理想的には夜10時までに寝て、朝は4時から5時半には起床して一日を始めるのが良いとされています。日没とともに仕事や勉強などの活動を終了して、消化によい軽い食事を取り、好きな音楽でも聴いてゆっくりくつろいで、午後9時過ぎには床につくというのが理想的です

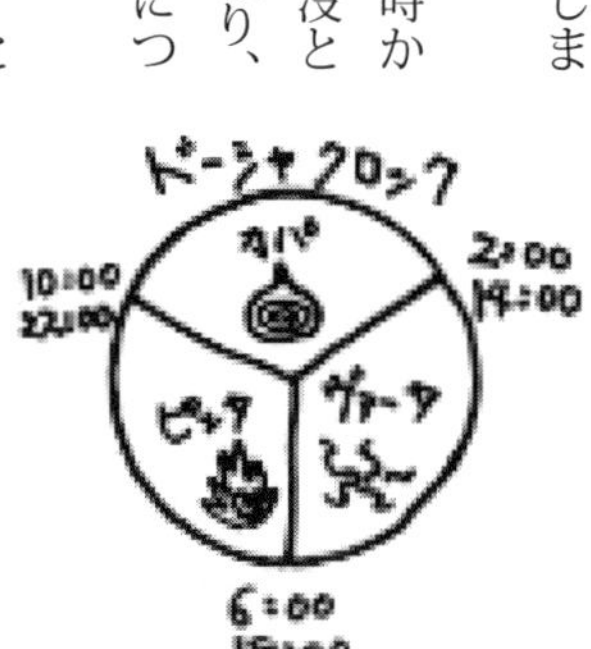

最近巷でよく「夜10時から午前2時はお肌のゴールデンタイム」といわれているのを耳にしますが、この時間帯はアーユルヴェーダにおいても細胞の再生を促し、体を自然治癒させるゴールデンタイムといわれています。お肌には健康状態がでやすいので、睡眠不足だったり、熟睡できていなかったり、未消化物があったりすると、すぐにお肌の状態に反映されます。

アーユルヴェーダにおける健康な一日の過ごし方の基になるのは、一日をヴァ―タ・ピッタ・カパの3つの時間帯に分け、4時間ごとのサイクルでやってくるという考えです。午前2時から6時までがヴァ―タ、午前6時から10時までがカパ、午前10時から午後2時までがピッタ、そしてまた同じように午後2時から午後6時までがヴァ―タが優勢な時間と、このサイクルが繰り返されます。

この一日におけるエネルギーの変化の流れに沿って生活していると、より自然体で生きることができ、大きな喜びや豊かさを実感できるようになるといわれています。

朝

季節によって若干時間は異なりますが、朝は日の出約90分前に起床すべきです。この時間帯は宇宙の創造神であるブラフマー神と交信できる縁起の良い時間帯といわれています。

この時間帯に起床し、祈り・瞑想を行うことによって、その感覚を一日中キープできるといわれています。

早朝午前2時から6時は、ヴァータのエネルギーが活発になる時間帯です。私達は意識を昇天させるために瞑想するので、この風と空の軽いエネルギーの時間に行うのが最も効果的です。

古代インドの賢人リシも、ヴァータタイムの後に続く午前6時から（10時までの）カパタイムの開始前に瞑想を行うように提案しています。

水と地の元素からなるカパの重いエネルギーは、瞑想という意識を天につなげる行為よりも、地に足をつける行為のほうがふさわしいからです。

その後は、次のことを行います（順番は多少前後しても構いません）。

- コップ一杯の白湯または常温水を飲んで、排尿・排便を促します。
- 洗顔、歯磨き、舌苔の掃除
- セルフ・（オイル）マッサージによって自分自身に触れることで、体調の変化に意識を向けます。
- ヨガや散歩などの軽い運動で汗を流し、その後入浴やシャワーですっきりします。
- 朝食
- 出勤、通学

こういった行為をだらけがちなカパタイムに行うことで、眠気やだるさをすっきりさせ、カパの重い、ゆっくりしたエネルギーを減らすことができます。

適当な日光浴でカルシウム吸収

ちなみに、適度な日光浴はカルシウム吸収を促します。

アーユルヴェーダでは、日光浴でカルシウム吸収するには、紫外線量が少ない午前8時前後が一番良いといわれています。夏は日の出時間が早くなるので、6時から7時の間がベストでしょう

適度な量の紫外線は、体内にビタミンDを生成します。ビタミンDはカルシウム吸収を促進します。カルシウムを吸収することで、ストロンチウムの体内吸収を抑えることができるだけでなく、骨や歯を強くし、いらいらやストレスを解消することができます。一般的な健康増進のためにも、是非日光浴を習慣づけてください。

昼

一日の中でも最も活動的で、パワーの強い時間帯は、午前10時から午後2時までのピッタタイムです。熱・変換・消化のエネルギーであるピッタが優勢であるということは、知的には、見たり聞いたりした情報を知的に消化（理解）する力が最も高いということを意味します。

そのため、この時間帯は最も勉強や仕事に適しています。また同時に、消化力が最も高い時間帯なので、消化に重いものを食べるのであれば、この時間帯、つまりランチに食べるのがお勧めです。

この時間帯に学んだこと、仕事で成し遂げたこと、食べた物は最も消化吸収しやすいので、質の高い、満足のいく内容のものを選ぶようにしましょう。

勉強については、アーユルヴェーダでは、日中にしなければならないという指針があります。さらに、勉強中は集中し、注意深くしていることが最も重要であるといわれています。

また、午後2時から6時のヴァータが優勢になる時間帯には、活動的になったり、バタバタしがちです。疲れがでやすい時間帯でもあるので、3時のおやつにお茶とちょっと甘いものなどで一休みすると、ヴァータを安定させることができるのでよいでしょう。

時間に余裕がある人は、午後6時からのカパタイムが始める前に、仕事の間にでも軽く目を閉じて瞑想してみるとよいでしょう。

夜

帰宅したら、できるだけ食事の前に入浴することを心がけましょう。もしそれが難しければ、せめて食後2、3時間に入浴するようにしましょう。夕食に食べた物をきちんと消化するためです。

食べた物がきちんと消化された状態でないと、体がちゃんと休まりません。体は寝ている間にも消化機能を働かせ続けるので、消化が完了していないと、体が勝手に体のエネルギーのアンバランスや細胞のダメージを修復するという自己再生機能、または自然治癒力が働きません。

夕方から夜にかけては一日中活動してきた心と体を休め、リラックスするのがベストです。入浴前にオイルマッサージや運動、ヨガをして軽く汗を流すのもいいでしょう。そうすることで内側に落ち着きと穏やかさを取り戻すことができます。

夕食は基本的に、就寝の2、3時間前に取るべきです。なるべく軽く、消化しやすい食事をします。ちなみに夜にヨーグルトを食べるのはお勧めではありません。ヨーグルトは、その粘着性によって体の微細なエネルギー経路を閉塞させ、その結果、睡眠と新陳代謝の邪魔をするからです。

特に、便秘、リウマチ、喘息、気管支炎でお悩みの方は、夜にヨーグルトを食べるのは控えてください。

寝る前に、軽く瞑想をして、一日を振り返るのもいいでしょう。

睡眠のとり方1つにおいても、正しく行わないと、逆に不利益をもたらします。

睡眠を十分にとることで、活力、幸福感、長寿が得られ、リフレッシュできますが、十分でないと、疲労、無知、悲しみがもたらされます。また、年齢・体質・季節に合わない過剰な睡眠は幸福や長寿につながりません。

夜早く寝れば、朝は自然に早く目が覚めるようになります。夜更かしする習慣のある人は、最初はきついかもしれませんが、一旦この生活のリズムにのって早朝のすがすがしい空気を味わうのに慣れると、逆に病みつきになるはずです。活力レベルもアップします。

日本にも昔から「早寝早起きは三文の得」ということわざがありますよね。これは、アーユルヴェーダの教えに基づいているものです。

アーユルヴェーダでは、「無病長寿の鍵」といわれています。

それは心にも体にも気持ちのいいことなのです。

3　昼寝に注意

大量の未消化物や体内毒素をもつ人などは昼寝すべきでない

アーユルヴェーダでは基本的に、夏以外の季節で日中に睡眠をとるのは、カパとピッタを増やしアンバランスにするのでよくないといわれています。夏の暑く長い日には、ヴァータが増えます（つまり、体力を消耗し疲れるのです）。日中の睡眠で、そのバランスを回復させることができます。

特に、カパ体質の人、カパのアンバランスによる症状をもつ人、大量の未消化物や体内毒素をもつ人は昼寝すべきでないといわれています。

昼寝は、循環系のエネルギー経路の閉塞、発熱、感覚器官・運動機能の低下、消化力の低下、頭痛、身体の重苦しさ、吐き気、鼻炎等の原因になるからです。

消耗性疾患、肺結核、下痢、疝痛、怪我、耳鳴りを患っている人などは昼寝はよし

その一方で、①消耗性疾患、肺結核、下痢、疝痛、怪我、耳鳴りを患っている人、②怒り、悲しみ、恐怖を抱えている人、③勉強、飲酒、性行為、浄化療法、重労働、過度の散歩や運動により疲労している人、または乳幼児やお年寄りには、昼寝はよしとされています。

昼寝は、体を構成する7つの組織と体力のバランス維持・回復に役立つからです。

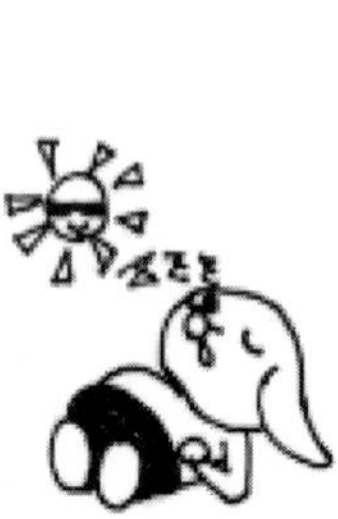

4　季節の過ごし方

どの季節にも共通していえる生活

人間は小宇宙であり、大宇宙である外部環境と一体です。外部環境における変化はもちろん人間の生理機能に影響を及ぼします。たとえば、冬の冷たい風は、冷え症を悪化させるでしょう。

アーユルヴェーダは、「似たものが似たものを増やす」という原理に基づいて、それぞれの季節が私達にどのような影響を及ぼすのかを教えてくれます。

その原理というのは、たとえば、夏の熱さと強烈な日差し、湿気は、火と水のエネルギーであるピッタを体内で増やすというように、同じ性質のものが同じ性質のものをさらに増やすということです。冬の寒さ、過剰な熱さ、乾いた風、季節の変わり目（不規則性）は、ヴァータを増やしまます。

アーユルヴェーダは、一年を6つの季節（春・梅雨・夏・秋・梅雨・冬）に分けて、そして移り変わる季節をどのように過ごせば最適な健康状態を維持できるのか教えてくれます。それには生活習慣だけでなく、食生活、服装などに関する指針も含まれます。

どの季節にも共通して言えるのは、その季節の旬の物を中心とした食生活、天候や気温の移り変わりに即した生活を送ることです。

たとえば、冬は日の出の時間が遅くなるので、起床時間もそれに合わせて調整します。夏は反対に、日の出時間が早くなるので、起床時間も早くします。

春

春には、冬の間に体内に蓄積されたカパが、春の暖かさによって溶け出し増えていきます。過剰になってアンバランスになったカパによって、消化・代謝機能が低下していきます。「冷たい」「液体状」「重い」「粘っこい」というカパのもつ性質のため、頭がボーっとしたり、疲労感や倦怠感を感じたり、鼻水が出たり、鼻が詰まったり、花粉症になったり、風邪を引いたりする人が多いでしょう。

そういった症状を抑えるために、カパを減らさねばなりません。運動をして汗をかくとよいでしょう。また鼻うがい、鼻やボディのオイルマッサージ、薬用喫煙なども効果的です。

昼寝はカパを増やすので控えましょう。

消化に重いものや油っこいもの、甘味・酸味・塩味の摂取は控えましょう。

花見など、春の自然の美しさを楽しみましょう。

夏

春から増え続けていたピッタが、日差しが強まる夏になるとさらに増えます。カパは迅速に減少し、ヴァータは増加します。

体力と抵抗力がもっとも弱くなる季節です。激しい運動や性行為は控えましょう。

消化しやすく、エネルギーを与える食べ物をとります。体内に熱のエネルギーが増えているので、熱を増やすアルコールの摂取は控えましょう。熱性・辛味・塩味・酸味の食物は避けるべきです。

アロマや服装、部屋の飾りつけ、水槽などで、涼しさを演出します。月は冷やす作用を持つので、月見もよいでしょう。

梅雨

夏にすでに弱まった消化力がさらに低下します。雨雲、湿気、突然吹く冷たい風などの影響で体のエネルギーバランスは不安定になります。消化・代謝・排泄力を高めるために、ハーブや漬物を摂取します。古い大麦、小麦、米、野菜スープがお勧めです。節度のある規則正しい生活を送りましょう。昼寝や激しい運動、過度の運動、直射日光に当たるのは控えるべきです。

性行為は、自分の体質に適した時間のみに行いましょう。たとえば、ヴァータ体質の人はヴァータタイム（午後・午前2時から6時の間）に行うと、ヴァータのバランスを乱してしまうので、カパタイム(午前・午後6時から10時の間)に行いましょう。同時に活力を高める食事をとりましょう。

加熱・調理していないハチミツを豊富に使った食事を適量とりましょう。雨が降る涼しい日には、酸味・塩味・油性の食事がお勧めです。また、オイルマッサージ、入浴、温泉、アロマセラピーもお勧めです。

秋

夏・梅雨から蓄積してきたピッタは、秋にバランスを崩します。

ピッタを鎮静させる甘味・軽性・冷性・苦味の食物や飲物、ハーブがお勧めです。米、大麦、小麦もまたお勧めです。直射日光、脂肪・油分の多い食事、肉、アルカリ性や塩味の食物、ヨーグルトは控えるべきです。

性行為は活力を増やす食生活を送りながら、体質に最も適した時間に、最小限行うべきです。月見は冷却作用があり、ピッタの鎮静によいとされています。

冬

冬は一年中で消化力が最も高まる季節です。この時期には、多少消化の重いものでも大丈夫です。しっかりと食べて体力を養いましょう。食欲が適切に満たされていなければ、消化の火(アグニ)は、ヴァータを増やします

ヴァータを増やす軽性・乾燥性、辛味・苦味・渋味の食物は控えましょう。

冬に、薄粥・スープだけでは不十分です。栄養不足は気をつけましょう。

油性・酸味・塩味の食物、蜂蜜、ワイン、牛乳、サトウキビのジュース、オイル、ギー、米、白湯がお勧めです。

温めたオイル(熟成した黒ゴマ、またはマスタードオイル)を使ったマッサージ、整体、温泉もお勧めです。

冬は、活力レベルが最も高いので、たくさん性行為を行ってもよいです。

5　正しく性行為を楽しむ

適度に行うと筋肉の強さ、強固さを増進させ、皮膚に艶を与える

アーユルヴェーダでは、健康で長生きするために「食事」「睡眠」「性行為」の3つを重要視しています。

アーユルヴェーダには大きく分けて8つの専門分野があり、その中に「強精・強壮学」が含まれていますが、このことからも、アーユルヴェーダは「性」を人間の健康にとって重要と考え、正しく節度を守って行うようにと教えているのです。

スピリチュアルな交流や生殖のためでなく、性行為を単なる快楽やストレス解消のため、または不特定多数の相手や売春という形で行っていると、心が荒廃し、体が衰弱してしまいます。また性病や不妊などの問題もあるでしょう。

逆に、嫌悪感や不安からそれを拒否したり、自然な衝動を抑圧したり過ぎても、健康が損なわれます。

アーユルヴェーダの教えでは「性行為は最大の喜びを与えるものであり、適度に行うと筋肉の強さ、強固さを増進させ、皮膚に艶を与える」といわれています。

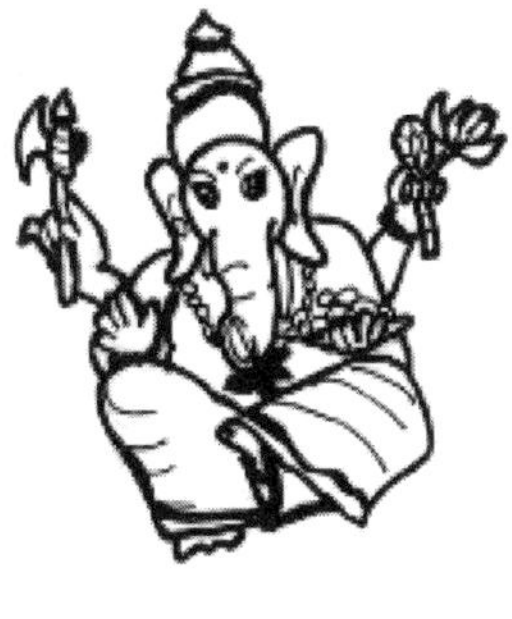

性行為の欠如による影響

もちろん、これは心と愛情が通い合ったパートナーと行った場合の話です。

そして、性行為を営む上で最も重要なことは、健康でなければいけないということです。前章でも述べましたように、性行為自体は活力・精力（オージャス）を弱めます。

性行為の欠如による影響については、次のように述べています。

「性行為に対する欲望は自然なものであり、だれにでも頻繁に発生する。この欲望を抑制することは、肥満や心身の筋肉弱体化をもたらす。さらに有害な影響は身体的、精神的消耗、弱体化、大腿の力強さが失われ、感覚器官、運動器官の機能低下、全身性組織の消耗をきたし早死も予想される」。

そういった欲望を創作活動など別の方向にうまく向かわせられるとよいのでしょうが、ただがむしゃらに抑えつけていると、こういった症状が起こるということなのでしょう。

病気になるほどの強い性欲なんて、古代インドにセックスレスなんてあり得ないことだったのかもしれません。その一方で、性行為に関するさまざまなルールがあり、性行為を楽しむためにはそれらに従わねばなりません。

また、心身の健康状態、季節、時間、相手も慎重に考慮しなければいけません。

性行為における禁止事項

性行為における禁止事項は図表26のとおりです。

【図表26　性行為における禁止事項】

- 生殖器以外の器官で行ってはならない。
- 神聖な木の下で行ってはならない。
- 宗教的な場所や祭壇では行ってはならない。
- 墓地で行ってはならない。
- 交差道路上では行ってはならない。
- 食肉処理場では行ってはならない。
- 水の中で行ってはならない。
- 病院内で行ってはならない。
- 寺院で行ってはならない。
- 宗教的な図書館やセンターで行ってはならない。
- 子供やお年寄りがいる場所で行ってはならない。
- 霊的指導者のいる前で行ってはならない。
- 夜明けと夕暮れ時に行ってはならない。
- 満月など、縁起の良い日に行ってはならない。
- 不浄なままで行ってはならない。
- ヴァジカラナ／ラサーヤナ（精力アップ・若返りのハーブや飲食物）を摂取することなく行ってはならない。
- 平らでない場所で行ってはならない。
- 疲労時に行ってはならない。
- 食事を取らずに行ってはならない。
- 排尿を我慢しながら行ってはならない。
- 絶食後に行ってはならない。
- プライバシーのない場所で行ってはならない。

そのほとんどはシチュエーションや体調に関するものです。

このように、性行為の欠如、あるいは過剰な行為、または間違った行為によって、心身にマイナスな影響がもたらされるといわれています。

過剰な行為は活力の低下、ひいては病気をもたらします。

間違った行為とは、上記に示したルールに反する行為やマスターベーション指します。

6　自然な欲求を我慢しない

欲求を抑えたときの特有の症状・兆候

アーユルヴェーダでは、人間には大きく分けて13種類の生理的欲求または衝動があるといわれています。それらを長い時間抑えると不快感が生じ、微細なエネルギーの流れを乱し、最終的には病気の原因となります。生理的欲求は、体のエネルギーバランスを維持する上で、不要なものを排泄するために起きるのであるため、それを抑えてはいけないというのです。

ここで覚えておかねばならない重要なことは、生理的欲求の中には、よい欲求とサットヴァ（純粋性）を低下させる悪い欲求があるということです。次に示す13種類の欲求は、健康の維持に不可欠な自然の欲求ですが、たとえば、嘘をつきたくなる欲求、他者を傷つけたくなる欲求、マスターベーションをしたくなる欲求などは悪い欲求です。

こういった理論理的な悪い欲求は、決して満足させるべきではありません。

マスターベーションについては、これは肉体の自然の欲求ではないのかと思われる方も多いかもしれません。しかし、これは肉体の活力を低下させる感覚器官の誤用、ひいては機能不全をもたらす行為として、禁止されています。さらに、マスターベーションはヴァータのバランスを乱します。13種類の自然欲求を抑えると、特有の症状または兆候があらわれます。

【図表 27　欲求を抑えたときの特有の症状・兆候・対処法】

	症状・兆候とその対処法
睡眠	あくび、倦怠感、頭痛、疲労、目が重い、記憶力低下など （対処法：アビヤンガ（オイルマッサージ）、食生活と睡眠の改善）
涙	眼精疾患、食欲不振、心臓病、筋肉の凝り、鼻・鼻腔の詰り、アレルギーなど （対処法：アビヤンガ、睡眠、慰め、カウンセリング、情緒的支援、友情）
呼吸	浅い呼吸、喘息、心臓病、失神、咳など （対処法：　アビヤンガ、ヨーガの呼吸法、ヴァータを鎮静する食物と薬）
くしゃみ	感覚器官の機能不全（鼻・嗅覚）、首の凝り、顔面神経麻痺、頭痛など （対処法：頭と首のアビヤンガ、プラナヤーマ、オイルを使ったナスヤなど）
のどの渇き	鼻、咽喉、口の乾燥、疲労、難聴、胸痛など （対処法：太った人は食事の前に水を飲み、普通の人は食事と共に、痩せた人は食後に飲むべきである）
おなら	腹部の膨満と痛み、頭痛、便秘、痛み、疲労など （対処法：温罨法、浣腸、駆風作用のある食物や飲物、運動など）
排便	疝痛、痛み、頭痛、偏頭痛、便秘、痙攣、腹部膨満 （対処法：　前の食事が消化した後にのみ食事する、また大便の排泄、温罨法、入浴、アビヤンガ、ヨガなどの後）
排尿	膀胱や生殖器の痛み、排尿困難、頭痛、下腹部の痛みや不快感 （正常な状態 -１日約６回、夜は（就寝時）なし） （対処法：温かいアビヤンガ、入浴、ナスヤ、下方へ流れるヴァータの改善）
精液	生殖器の痛み、心臓病、尿の貯留など （対処法：アビヤンガ、入浴、浣腸など）
あくび	身震い、痙攣、しびれ、ヴァータの乱れ、咳 （対処法：アビヤンガ、ヨガ、ヴァータを緩和する食物や薬など）
げっぷ	咳、しゃっくり、心臓や肺の疾患、身震い、拒食症など （対処法：アビヤンガ、駆風剤、下剤、ひまし油、ギー、アーユルヴェーダのハーブなど）
嘔吐	痒み、じんましん、拒食症、水腫、貧血症、発熱、吐き気 （対処法：絶食、下剤、ジンジャーティーなど）
食欲	疲労、消化力、ヴァータ・ピッタに影響を及ぼす （対処法：油分を含んだ、軽くて温かい少量の食事、腹部のアビヤンガなど）

7　知性の誤り

知性の誤りとは日常的によく誤った判断を下してしまうこと

私達は日常的によく「知性の誤り」を犯しています。「知性の誤り」とは誤った判断を下してしまうことですが、その具体例には次のようなものがあります。

・生理的欲求を抑える。
・体や心に悪いとわかっていることを行う。
・妬み、うぬぼれ、怒り、恐怖、無知、興奮、混乱から行為を行う。
・悪意のある不誠実な人々と交際する。
・感覚器官の誤用、過剰な使用、一切使用しないこと。

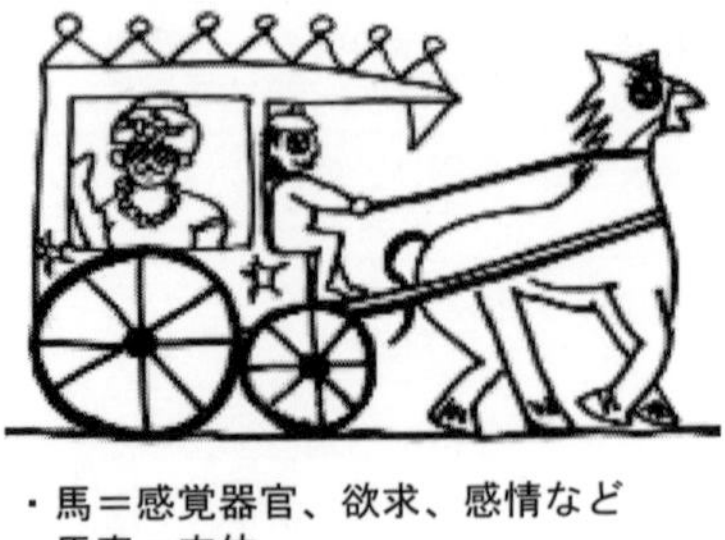

・馬＝感覚器官、欲求、感情など
・馬車＝肉体
・手綱＝思考期間
・脚者＝知性、理性
・馬車内の車主＝魂、真我、霊性

知性の誤りは３段階に分けられる

私達の意識や心身が調和のとれた状態であれば、自分の心と体にいいものを美味しいと知覚します。しかし、調和の乱れた状態であると、エネルギーバランスを乱すものを美味しいと知覚することがあります。たとえば、糖質や添加物に依存した状態であれば、精製砂糖や合成添加物を使っていない食品を美味しいと感じないでしょう。

そもそも心身に有害なものを識別しないこと・できないこと、ヴァータが乱れて「ボーっとした夢うつつ状態」になっていること自体が「知性の誤り」なです。ボーっとしていると、人の話が耳に入ってきませんし、ありとあらゆる誤りを犯しがちになります。

さて、感覚器官を一切使用しないというケースはあまり存在しないので、誤用の例を挙げると、怒りや不満を表現する音楽を大音量で聴く、人を傷つけるための暴言を吐いたり聞いたりする、暴力などです。過剰使用の例は、テレビやパソコンの見過ぎ、食べ過ぎ、飲み過ぎなどです。

知性の誤りは、さらに①間違った知識による思い込み、②自制の欠如、③正しい知識や情報を正しいと認識できないの3段階に分けられます。

第1段階の間違った知識による思い込み

第1段階の間違った知識による思い込みとは、たとえばヨーグルトがいい、豆乳がいい、玄米がいいなど、巷にはさまざまな健康法がありますが、その本質を見極めることなく、自分の体質や食べる季節・時間帯、食べ合わせを考慮することもなくやみくもにそれを試してみて、体を壊してしまうケースのことです。こういった間違った知識による思い込みは、正しい知識を持ち、間違いに気づくことさえできればなくすことができます。日本の原発安全神話などもこの典型的な例です。

第2段階の、わかっているけどやめられない自制の欠如を正す

第2段階の、わかっているけどやめられない自制の欠如を正すには、強い意志力と時間が必要で

す。

この段階では、間違っていることを理解している分、改善するのはより一層難しくなります。合成甘味料や精製糖を使っているお菓子、喫煙、飲酒、ジャンクフード、ギャンブル、仕事やソーシャルメディアに対する中毒などは、その典型的な例でしょう。

ここでは知識レベルでなく、肉体レベルで中毒になっているケースがほとんどです。

こういったケースでは、急に無理やりやめてしまおうとすると挫折してしまい、逆に反動で悪化してしまうことが往々にしてあります。それを防ぐには、急激にではなく、ゆっくり少しずつ、量を減らしていき、自然に「欲しくなくなる」ように持っていくのが効果的です。自分に対する許しや愛を深める瞑想などを同時に行うことにより、回復プロセスを促進できます。

第3段階

第3段階は、知的活動を抑制できないラジャスと知的活動の停滞したタマスのメンタルエネルギーが過剰になったことにより、自己を見失った状態のことです。もはや何を見ても聞いても、正しく理解・判断できない状態にあります。これは深刻な状態で、正すのにかなりの時間が必要とされます。自殺や殺人、詐欺などの犯罪を犯す人はこの段階にあります。

「知性の誤り」を犯さないためには、「馬車内の車主＝魂、真我」が、「手綱＝思考器官」をしっかり握って、「馬車＝肉体」と「馬＝感覚器官、欲求、感情」を正しい方向へ向かうようにコントロールする必要があるのです。

第六章　心身魂を浄化するデトックス療法

1　体内毒素を出す

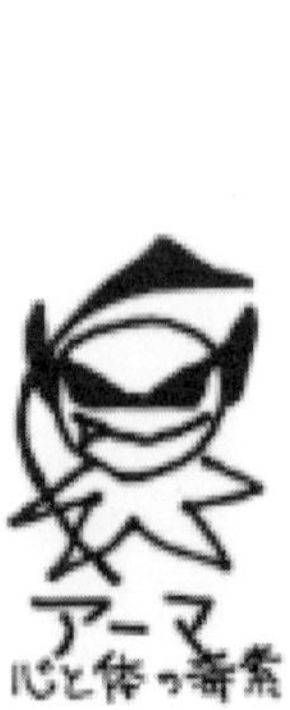

老廃物は消化の産物

「自己治癒力」が働いているとき、食欲・消化吸収・排泄力は強すぎず弱すぎず、適度に機能するはずです。

それは毎日、きちんと老廃物（大小便・汗）を排泄できているかで判断できます。これらの老廃物は消化の産物であり、体液、耳垢、へそのゴマ等も含まれます。

老廃物の排泄は少なすぎても、多すぎても、病気の原因となります。適切に排泄されないと体内に蓄積し、病原となる細胞を育て、頭痛などをもたらし、さらには周辺の細胞組織にダメージを与えます。

便秘、粘つきのある大便、ウサギの糞のような細切れの硬い大便、下痢、不規則な便通などはすべて、老廃物がきちんと排泄されていないこと、体内に未消化物・毒素（アーマ）が溜まっていることを示します。アーマは腸に蓄積・発酵し、体を酸性に変化させ、正常な生理機能の働きを阻害します。

アーマを体内に蓄積したまま、消化に重い食事をとっていると、すでに不活発になっている生理機能はより衰弱し、病気を発症させる体内環境をつくり上げてしまいます。

アーマの排出

アーマを排出するためには、適時に排泄すべきものを排泄しなくてはいけません。それには次の方法が効果的です。

・一日に数回白湯を少しずつ飲む。
・二、三日間、スープ状の軽い食事（お粥や野菜スープなど）だけにする（いわゆる、プチ断食を行う）。
・油っこいもの、揚げものなどの消化に重いもの、乾燥食品、冷凍食品、インスタント食品、加工食品、粘々した食品（例、ヨーグルト）、刺激に強い食品は避ける。
・（特に黒ゴマオイルを使っての）アビヤンガ（オイルマッサージ）を毎日行う。
・睡眠と休息を十分にとる。
・プラナヤーマ（ヨーガ呼吸法）、アーサナ（ヨーガ体操）、瞑想を毎日行い、静寂に満ちた生活を送る。
・前章でご紹介したアーユルヴェーダ・ハーブを摂取する。

消化吸収力が弱く、アーマを排出できない限り、どれほどたくさんの強壮剤や栄養サプリメントを摂取しても、それらは効力を発揮できません。

腸は、体に有害なアーマや細菌を体外へ排出させる役割を担う

腸は、体に有害なアーマや細菌を体外へ排出させる役割を担います。そのため、腸の正常機能は、健康に不可欠です。胃腸管は日頃から、定期的に掃除すべきでしょう。

胃腸管に溜まったアーマを排泄する上で、必要に応じて、週1〜2回、トリファラ、センナ、ひまし油、オオバコ外皮（サイリアムハスク）などの（天然の）下剤を使用して腸管を空にするといいでしょう。

これはあくまでも、何日も便が出ない日が続くなど、「必要に応じた」対処法です。これらのハーブの効き目は非常に強力です。また、連続的に使用していると、体がハーブに依存してしまいます。基本は、毎日自力で快便になるように食生活や生活習慣を改善することです。

ひまし油は、服用した場合には、便秘時のよい下剤となり、抗痙攣性（便秘など）の痛みを和らげる鎮痛剤としても利用できます。外部にパックとして塗布して使用する場合は、毒素（放射性物質や排気ガス、残留農薬を含む）や老廃物の排出に効果的です。その他に、皮膚再生、吹き出物や腫瘍を抑える効果があります。

オオバコ外皮は、食物繊維が豊富で、コレストロールを下げ、便秘解消、ダイエットにも効果的です。

オオバコの種皮に含まれる食物繊維は、水分を含むと大きく膨張し、ゼリー状になります。そして、絨毛という、小腸の内壁に存在する突起の間に隠れた宿便も一緒にゼリー状に固めて排泄します。オオバコ外皮を摂取する際に、前章で述べました「トリファラ」という便の排泄を促すハーブも一緒にとるとより効果的です。

というのは、トリファラが体内でゼリー状になったオオバコ外皮を体外に押し出す役目を果たすからです。

2　アビヤンガ（アーユルヴェーダ式オイルマッサージ）

アーマ排出に効果的

「アビヤンガ」と呼ばれるアーユルヴェーダ式オイルマッサージは、消化力を高め、自律神経のバランスを整え、アーマを排出する上で非常に効果的です。他にも老化防止、ストレス解消、免疫力アップ、血行を良くし、関節や筋肉の疲れをとり柔軟性を高める、冷えや乾燥を防ぐなどの効果があります。

また、アーユルヴェーダでは肌を通じて得る感覚「触覚」は心の安定につながるため重要であると考えられています。マッサージオイルを人肌の温度よりもやや高く温めることで、肌で感じる心地よさを高めます。触覚が満足し若返れば、他の感覚器官（視覚、聴覚、味覚、臭覚）も同時に若返ります。

セルフマッサージのお勧め

プロのセラピストなど、他者にやってもらうのは気持ちよく、効果的ですが、できるだけ頻繁に、毎日のように行うことが重要なので、自分で行うセルフマッサージをお勧めします。

マッサージはリンパの流れに逆らわず、身体の末端から心臓へ向かってやさしく流していきます。

特に、腹部のマッサージは便秘解消に効果的です。おへその周りを円を描くようにして揉みほぐしていきます。理想的には、起床後すぐ、瞑想の後に行うのが最適です。続けてヨガや軽い運動などをして、汗をかくとより効果的です。その後、シャワーや入浴にてオイルを洗い流します。

使用するマッサージオイルは、体質・症状・季節に応じて選びます。

・ヴァータのバランス回復には黒ゴマオイル
・ピッタにはココナッツオイル
・カパにはマスタードシードオイル

黒ゴマオイル

黒ゴマオイルはどの体質にも適しています。

ちなみに、黒ゴマオイルは非常に高い抗酸化作用を持ちます。また、鉄分、ビタミン類、カルシウムや脂肪酸など高い栄養価を持ちます。それらは素早く皮膚を通じて、細胞に吸収されます。脂肪酸を素早く体内に吸収する作用により、黒ゴマオイルは、皮膚の再生を促します。脂肪酸は生体内におけるエネルギー減で、細胞膜の構成成分となります。

皮膚から細胞への吸収率の面においては、黒ゴマオイルは白ゴマオイルの比較になりません。白ゴマオイルは粘着性が高く、皮膚から吸収しずらいのです。

また、黒ゴマオイルは心にサットヴァ（純粋性）のエネルギーを増やし、皮膚を滑らかにし、便通促進作用もあります。アーモンド、ホホバ、ローズヒップなどのその他のオイルよりも何倍も強い保湿作用を持ちます。

マッサージすべきでないとき

また一方で、マッサージすべきでないときもあります。それは次のような場合です。

以上のような注意事項を守り、適切にセルフアビヤンガを行えば、より心身が健康になり、長寿と若さを保つことができるといわれています。

【図表28　マッサージすべきでないケース】

- 自分が理解できない症状があるとき
- カパの悪化により過度の粘液がある
- 深刻な便秘、消化不良、嘔吐、あるいは発熱の初期段階
- 皮膚の損傷・感染、大きな火傷を
- 過度に熱いまたは寒い場所
- 無防備で快適でない場所
- 浣腸や下剤を施した直後、食事の直後、性行為の直後
- 生理中、疲労時、アルコールやその他の麻薬がきいているとき（マッサージ中は消化力が低下し、体のエネルギーバランスが乱れやすくなるため）

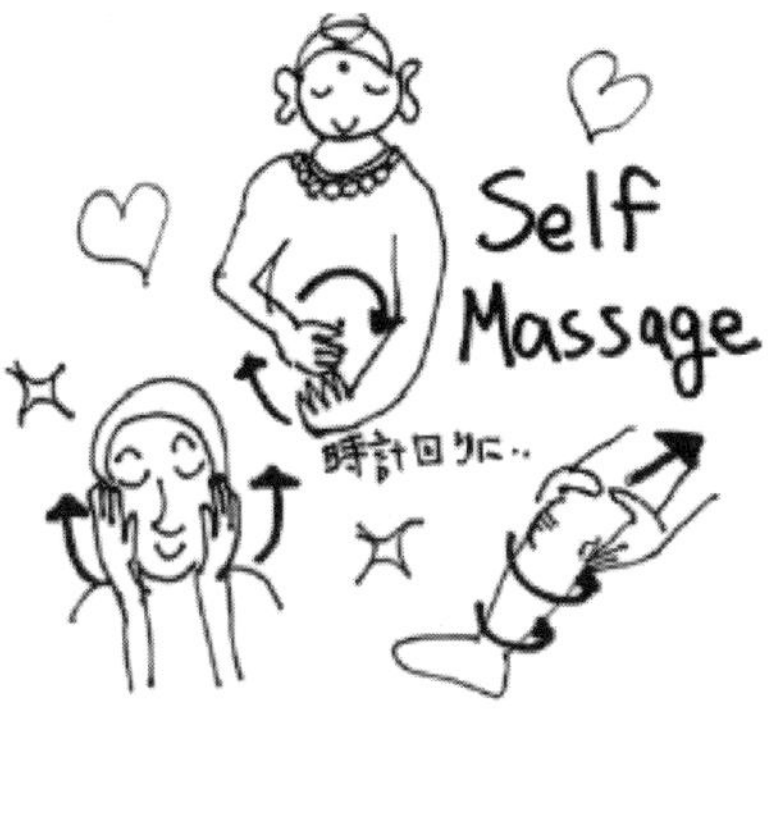

3　うがいで若返り

感覚器官の若返りや乾燥を防ぐのにとても効果的

うがいは、簡単でありながら、特に首から上の感覚器官の若返りや乾燥を防ぐのにとても効果的です。

また、次のような効果が期待できます。

・虫歯・口臭・歯周病などのケア、咽喉のケア
・アレルギーや鼻炎、肥満などカパの乱れによる症状
・味覚障害、拒食症、眼精疲労、咽喉の痛みの緩和
・いびき、睡眠時無呼吸の緩和

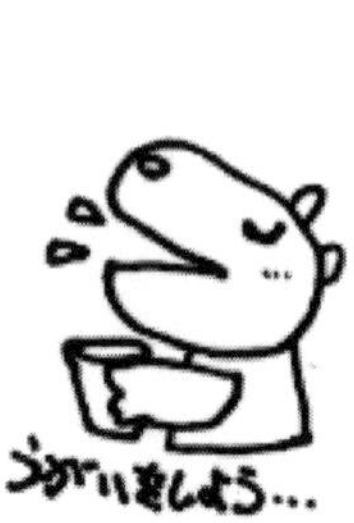

うがいのタイミング

うがいのタイミングは起床後の朝食前、歯磨きや舌苔の掃除後に行うのが最適です。

大さじ一、二杯の液体を口に含み、そのまま口の中でくちゅくちゅ数分間うがいし、その後ぺっと吐き出します。これを数回繰り返します。

また別のやり方では、頬が完全に膨れるくらい、できる限りいっぱいの液体を口に含めます。約

数分ほど、そのまま口の中で液体を保持した後、ぺっと吐き出します。これを数回繰り返します。両方のやり方において、背筋はピンと伸ばして行います。

うがいを続けていると唾液腺の働きが活発になり、唾液の分量が段々増えていきます。これは消化器官にも非常によい影響を及ぼします。さらに、顔にハリと艶を与えます。花粉症やインフルエンザの予防にもなるといわれています。

使用する液体は体質に合わせて選ぶ

使用する液体は体質に合わせて選びます。

・ヴァータ	↓黒ゴマオイル、温めた牛乳、シナモンなどの熱性、油性の液体。
・ピッタ	↓甘味、冷性または塩味の液体。例、ファネルティー、（精製していない）砂糖、塩、ニームの葉、ウコンなどを白湯に混ぜたもの。
・カパ	↓乾性、熱性の液体。例、ペパーミントティー、蜂蜜、黒コショウ、カルダモン、ニームなどを白湯に混ぜたもの。

黒ゴマオイルとトリファラー（前章で述べましたアーユルヴェーダハーブ）は、ヴァータ、ピッタ、カパのすべてに効果的です。

ただ、使用するオイルやハーブに対してアレルギーがある場合や、発熱時や病気を患っているときなどは控えたほうがよいでしょう。

4　ウブタン（全身ハーブマスク）

皮膚に付着した放射性物質を取り除く効果

サンスクリット語で「ウブタン」と呼ばれる伝統的アーユルヴェーダの全身ハーブマスクには、皮膚に付着した放射性物質を取り除く効果があります。ウブタンを定期的に行うことにより、皮膚に対する低線量被爆の影響を軽減できます。

ウブタンのつくり方

【準備するもの】

・ベサン粉（ひよこ豆の粉）　または　米粉

・黒ゴマオイル　または　ひまし油　または　ホホバ、アーモンド、マカダミアナッツ、アボカド・オイルなど

・（チャヴァンプラシャ以外の、前章でご紹介したハーブなど）ウコン、トリファラ、アシュワガンダ、ハリタキ、ゴッコラ、ホーリーバジル、コリアンダー

・ぬるま湯

【つくり方と実施法】

① ベサン粉または米粉に右のいずれかのハーブ（または組み合わせ）を混ぜ、適量のぬるま湯を加え、ペーストをつくります。

② このペーストに黒ゴマオイル、または、ひまし油、または右のその他のマッサージオイルを混ぜます。

③ 上記のペーストを全身に塗布します。ペーストが乾燥して、カピカピになるまで待ちます。乾燥したら、シャワーで流し落とします。

【分量】

分量は、一カップの粉に対し、ハーブは小さじ半分、オイルも小さじ半分から一さじで十分です。全身マスクの場合、同様のミックスを二‐三カップ必要とするかもしれません。

ウコンを使用する際、ウコンは刺激が強いので、敏感肌の人は分量を控えてください。

ベサン粉（ひよこ豆の粉）は、皮膚内に蓄積したアーマ（老廃物・未消化物・放射性物質を含むその他の有害化学物質）を取り除きます。また、その渋味に基づくアストリンジェント（収斂）作用による、むくみ取りの効果も期待でき、カパのバランスを整えます。しかし、豆類に対しアレルギーの方は、米粉をお勧めします。

ウブタンを実施する前に、オイルマッサージを行い、スチームサウナを浴びて発汗すると、より一層効果的に体内毒素を排出できます。

5　デトックス風呂

アトピー性皮膚疾患の方、オーラの浄化、時差ボケ解消などにも効果的

ここでご紹介するデトックス風呂により、皮膚を浄化し、また皮膚からマグネシウムを吸収することもできます。アトピー性皮膚疾患の方、オーラの浄化、時差ボケ解消などにも効果的です。

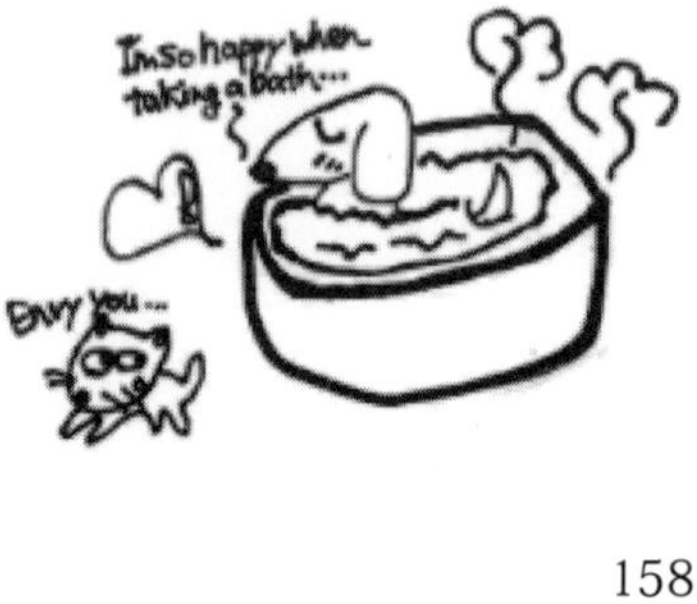

デトックス風呂＝エプソム塩（Epsom Salts）①＋重曹②

【デトックス風呂の入り方】

1　大さじ一杯分の①と②を一対一でお湯に溶かし、よく混ぜる。

2　20分位、ゆっくりとお湯につかる。

ただし、疲弊の心配があるので、高血圧、糖尿病、心臓病の方は20分以上入浴しないでください。

①　エプソム塩

エプソム塩の正式名は、「硫酸マグネシウム七水和物（MgSO4・7H2O）」といい、海水や鉱泉に含まれる成分を指します。「にがり」の主成分としても知られています。欧米ではバスソルトとして一般的に利用されています。日本では、この成分（マグネシウム＋硫酸塩）は温泉や入浴剤に含まれています。

マグネシウムは、多くの現代人が不足している必須ミネラルの1つです。何百ものさまざまな酵素活性に関連しています。また、その他のミネラルの同化作用、インスリンの適切な利用、効率的な筋肉・神経機能、安眠に必要とされます。体内のカルシウムの調整をし、心拍数や血圧を正常に保つのに役立ちます。さらに、ストレス時に動脈壁を保護し、軟組織の石灰化を防ぎます。

マグネシウムが不足すると、不眠症、苛々などの症状が発生し、深刻な場合、心臓病などの一般症状を引き起こします。一方で、硫酸には血液を殺菌し、細胞から毒素を洗い流す作用があります。また、皮膚を健康で若々しく保つ上で必要とされる、新しいコラーゲンの生成にも不可欠です。

エプソム塩入浴は、関節炎や関節痛を緩和します。そして、有害化学物質や放射能の悪影響から体を守り、老化のプロセスを遅らせることができます。その他には、リラクゼーション効果、さまざまな体内酵素の活性化促進、疲労緩和、皮膚の炎症・腫れ・硬化、筋肉の痛みや緊張の緩和、外傷、麻痺、リウマチ、坐骨神経症の緩和に効果的といわれています。

ちなみに、エプソム塩はバスソルト以外では、緩下剤、ガーデニングソルト、スクラブ（皮膚の老廃細胞剥離）、口内洗浄（歯と歯茎のマッサージ）などに利用されています。

②　重曹

重曹とは、炭酸水素ナトリウム（NaHCo3）のことです。一般的に、ベーキングパウダー、洗浄や入浴剤、飼料や洗剤の原料、腎不全患者の人工透析液など、さまざまな用途で利用されています。

重曹には体をアルカリ化する作用があり、体の過度の酸性化を中和します。ちなみに、赤肉、チーズ、白砂糖、精製食品類の摂取は、逆に体内の酸性化を促します。

2007年のWHOの報告によると、動物性タンパク質による酸性の負荷は骨のカルシウムを流出させ、骨の健康に影響を与えるそうです。カリウムを含む野菜や果物の摂取によるアルカリ化作用が少ない場合、カルシウムは流出し、そのため骨の密度は低下します。

繰り返し述べますが、カルシウム、マグネシウムなどのミネラルを積極的に食事から摂取することによって、体内への放射性物質の吸収を妨げることができます。体は、必要な栄養素が足りていると、それ以上に取り込まないからです。

ストロンチウムは、カルシウムと同じ化学構造であるため、骨に吸収・蓄積しやすく、骨のガンや白血病を発症させます。体が過度に酸性化してしまうと、カルシウムが流出してしまい、放射性物質を吸収しやすくなってしまいます。

ですから、過度の酸性化を避けることは、放射性物質から身を守る上で非常に重要です。

重曹は、酸性化の影響を中和することができます。また、過度の飲酒、カフェイン、薬剤の摂取、喫煙に対して解毒効果を持ちます。さらに、重曹を入れたお風呂は塩素を中和し、血行を促進する働きがあるので、疲労回復、肩こり、冷え性、美肌などにも効果があります。

週2、3回、このデトックス風呂(エプソム塩+重曹)に入ることによって、マグネシウムを吸収し、体内の細胞組織を弱アルカリ性に保ち、皮膚を若々しく健康的に保つことができます。

6　ヨーガ・サットカルマ（ヨーガ浄化療法）

放射能汚染から身を守る方法

アーユルヴェーダはヨーガ行者が生み出した医学体系または健康法であるため、ヨーガの瞑想法、呼吸法、アーサナ（体操）と並んで、浄化療法（サットカルマ）も、アーユルヴェーダの健康法の一部と扱われています。

ここでは、放射能汚染から身を守る方法として、①「ジャラ・ネーティ（鼻洗浄）」と②「クンジャラ（胃洗浄）」という2つのヨーガ浄化療法（サットカルマ）をご紹介します。

これらは被曝対策以外にも、花粉症対策、プラーナ（生命エネルギー）の強化、記憶力の向上、呼吸法の改善、脳の活性化、蓄膿の詰まりなどにも非常に効果的です。

ジャラ・ネーティ（鼻洗浄）

鼻は脳に直接通じています。プラーナ（生命エネルギー）は鼻を通じて、体の中に取り入れられます。そのため、鼻の洗浄は、脳の知覚機能や運動機能に影響を及ぼし、プラーナの流れを正常にするのに非常に効果的です。

さらに、花粉などのアレルゲンや細菌などの副鼻腔内の汚れを取り除き、視力の向上、気管支炎、喘息、アレルギー、消化不全、味覚障害などのカパ性の症状の緩和にも有効です。

【図表29　カガーサナの姿勢】

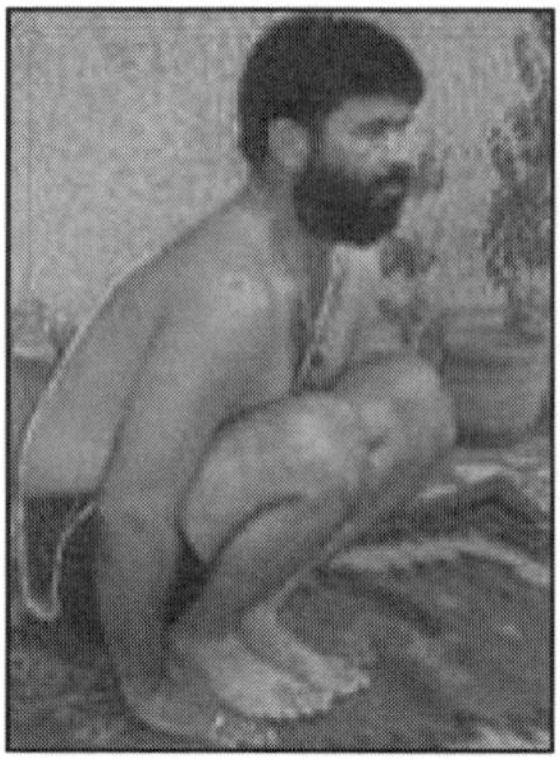

【図表30　オーストラリア・アーユルヴェーダカレッジ製造のネーティ・ポット】

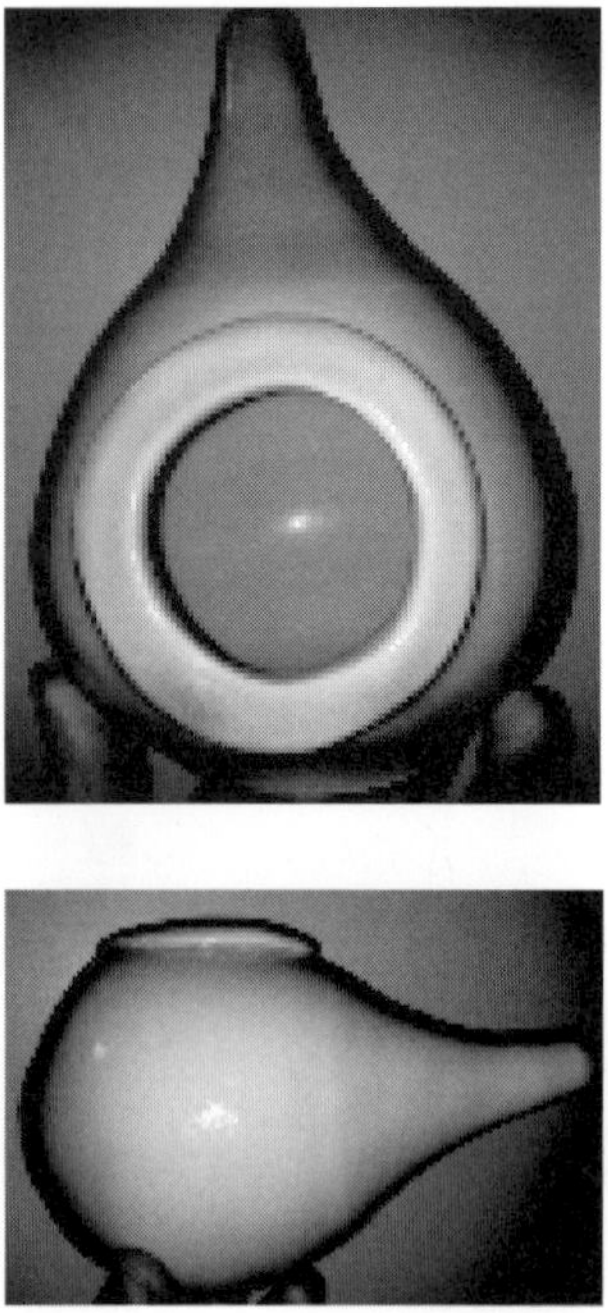

ジャラ・ネーティの実施法

① 人肌よりもやや温かいぬるま湯に塩を入れます（一カップに対し小さじ約半分）。

② カガーサナの姿勢で、両足を肩幅程度に広げます。（この図では両足をくっつけていますが、足は広げてください）

③ 片手でネーティポット（または急須）を持ち、ポットの先端をどちらか一方の鼻の穴に差し込みます。

（ネーティ・ポットがなければ、急須でも代用できます。しかし、先端の尖っているものは、鼻腔内の粘膜を傷つけるので、使用しないでください）

④ 呼吸は口で行うた

め、口を空けておきます。

⑤　頭を左（または右）に倒し（90度まで）、ポットの水が重力によって右鼻（左）から入り、左（右）鼻から出てくるようにします。ポットが空になるまで、続けます。

⑥　片側が終わったら、続けて反対側も同様に行います。

⑦　鼻の中に残った水を完全に出してしまうために、バストリカ呼吸法）を行います。

バストリカ呼吸法とは、鼻から勢いよく息を吸って吐いて、お腹を膨らませたりへこませたりする呼吸法のことです。

とてもパワフルな呼吸法で、体に酸素を送り、内臓の働きを活性化させるのに効果的といわれています。

ここではむしろ、鼻腔内に残った塩水を外に出すために行います。

両足を肩幅程度に広げ、胴が90度になるまで前屈し、両手を腿の上に置きます。中央、左右に行います（左右に行う際、頭は、ポットの水を鼻穴に入れたときのように、水平に90度まで倒します。鼻から息を吸って、お腹を膨らませます。息を吐くときは、お腹をへこませます。お腹の動きと同調させ、ふん、ふん、ふんと連続して鼻から息を出し入れします）。

ジャラ・ネーティは早朝、日の出前、朝食前に行うのが、最も効果的です。

この浄化療法は、免疫力を大いに高め、虚弱体質の改善、若返りにも非常に有効です。

7　クンジャラ（胃洗浄）

クンジャラは、カパの浄化と胃や肺に溜まった放射性物質の排出に効果的

クンジャラ、またはガジャカルマ（Gajakarma）と呼ばれる、強力なヨーガ・サットカルマは、塩水でお腹を満たし、無理せずに吐き出す浄化療法のことです。この浄化療法は、身体にすべての病気に対する免疫力を与えてくれます。

ガジャカルマは象を意味します。象が鼻から水を吸い上げ、吐き出すことによって、自らの体の不調のすべてを治癒するように、人間もこれを行うことによって、あらゆる種類の病気から自らを守ることができます。

クンジャラは、カパの浄化と胃や肺に溜まった放射性物質の排出に効果的です。前記のジャラ・ネーティとクンジャラを合わせて実施することをお勧めします。

カパは甲状腺、気管支、肺、心臓、胃の上部、食道、舌、脳脊髄液、関節などの器官を支配するエネルギーです。

先に述べましたように、放射性物質は、特に甲状腺に大きくマイナスに作用し、甲状腺癌などを引き起こします。このゾーンを浄化することによって、これらの器官に蓄積した（放射性物質を含む）アーマを排出することができます。

また、カパのアンバランスは、アグニ（消化力）を低下させ、消化不良、だるさ、花粉症、鬱、肥満、気管支炎、感情の鬱積、味覚障害、アレルギーなどの症状をもたらします。

放射線量の高い地域にお住まいの方

放射線量の高い地域にお住まいの方は、毎日クンジャラを行っても結構です。比較的少ない地域では、週2、3回で結構です。あるいは、普段からカパ性の症状にお悩みの方でしたら、夏が始まるまでは、頻繁に行ってもよいです。

夏に近づくと、自然にピッタ（火と水）とヴァータ（空と風）のエネルギーが増え、カパ（水と地）が減ります。そこで強制的にカパを排出すると、逆に、心身の安定性がなくなるのでご注意ください。つまり、夏は多くても週1回程度に抑えてください。

クンジャラの実施法

①　まず、人肌よりやや温かめの、ぬるま湯を用意します。分量は個人によりますが、目安としてはぬるま湯一リットルに対し、大さじ一杯の塩を入れてください。多量の塩を入れると、塩分をとりすぎてしまいますので、ご注意ください。

②　カガーサナの姿勢（図表29参照）で座り、塩水を飲めなくなるまで、あるいは吐き出したくなるまで、すすって飲み続けます。

③　吐き出しそうになった時点で、両足を揃えて立ち上がり、胴の辺り90度まで前屈します。左

手をお腹に添え、右手の指で咽喉の奥の方（のどちんこ）をくすぐり、嘔吐を促進します。水が口の中から溢れ出ると同時に、指を取り出します。

飲んだ水すべてを吐ききるまで、これを何度も繰り返します。水に酸味や苦味がある場合、何度もこれを繰り返してください。

④ 飲んだ水すべてを吐ききったら、太ももを高く持ち上げ足踏みするか、そのまま少し歩き回って、胃腸を落ち着かせます。その次に、4種類のねじりのアーサナ（ヨーガ体操）を左右4回ずつ行って、さらに胃腸を安定させます。

(ⅰ) 両足を肩幅程度に広げ、仁王立ちのまま、両腕をまっすぐ天井に向かって伸ばします。腕をまっすぐ伸ばしたまま、床と平行となるように、体を左右どちらか一方に倒していきます。これを左右交互に4回ずつ行います。

(ⅱ) 両足を肩幅程度に広げ、仁王立ちのまま、両腕を床と垂直になるように手前にまっすぐ伸ばします。両手を伸ばしたまま、腰を後ろに捻って、首ごと上体をねじり、背後を見つめます。これを左右交互に4回ずつ行います。

(ⅲ) 両足を閉じて、床にうつ伏せになります。両手のひらを床に押し当て、腕を伸ばして、上半身を起こします。起こしながら、首ごと上体をねじり、背後を見つめます。これを左右交互に4回ずつ行います。

(ⅳ) 床に正座します。一方の足の膝の上辺りに、もう一方の足で押さえ付けるようにのせます。下になった足の側の手で、上にのせられた足の膝を逆方向に押し、首を含めた上体をねじり、背後を見つめます。これを左右交互に4回ずつ行います。

これら4種類のアーサナが終わったら、シャバーサナ（屍のポーズ）で少し休みます。シャバーサナでは、仰向けになって、両手のひらを天井に向け、肩幅程度に両足を開きます。そして、頭を空っぽにして、自分の呼吸に意識を集中させます。

心臓病や高血圧を患っている人は、実施前に専門家に相談してください。症状によっては実施できないことがあります。また、初めての方は専門家の指導を受けてください。

クンジャラの実施

クンジャラの実施は、は夜明け前の排便後がベストです。

起床後すぐの排便に自信がない方は、前夜に、センナ茶やひまし油でも飲んで、朝確実に排便できるように準備しておきましょう。

クンジャラはカパだけでなく、ピッタの浄化にも効果的です。ピッタの支配ゾーンは、胃腸、肝臓、脾臓、膵臓、十二指腸などの器官で、ピッタのエネルギーの浄化によって、これらの器官を浄化することができます。ちなみに、ピッタのアンバランスは胃・十二指腸疾患、肝臓疾患、膵肝疾患、皮膚炎などをもたらします。

クンジャラを行う前の晩は、飲酒や消化に負担がかかる食事は控えましょう。

クンジャラを行った直後は、一時的にアグニ（消化力）が低下しますので、食欲が減退します。そういった場合は、食欲がわくまで、飲食を控えたほうがいいでしょう。

その他にもクンジャラは、便秘、吹き出物、やけど、歯と口の病気、肺の病気、心臓機能、胆汁症、消化不良、咳、喘息、くる病、へんとう炎、夜盲症などの症状を緩和します。

最初は、吐くのは怖い、とお思いになるかもしれませんが、慣れてくるとどんどん容易になっていきます。実施後の爽快感がやみつきになるかもしれません。

使用する水

さて、使用する水に関してですが、放射性物質を含む可能性のある水道水に対しては、活性炭が放射性物質（放射性ヨウ素）を吸収する能力を持つといわれています。活性炭には多数の微細な穴が開いており、そこに放射性物質を封じ込めるそうです。

厚生労働省による検査報告は次のとおりです。

粉末活性炭によるヨウ素１３１の除去実験では、原水への添加の場合、活性炭注入率が5、３０、２００mg/Lで、除去率はそれぞれ74％、１００％、１００％。同様の実験をろ過水に添加した場合、活性炭注入率が5、３０、２００　mg/Lで、ヨウ素１３１の除去率はそれぞれ、ろ過水の濃度からみて22％、39％、47％でした。

もちろん汚染の程度によりますが、放射能汚染の疑いのある水道水を使う場合、適切な浄水器を通した水を貯めて、活性炭（飲料用の備長炭）を入れておくと、いくらか放射性ヨウ素は取り除けるでしょう。

8　不安・ストレスを軽減する呼吸法

手軽に実行できる、不安やストレスをしずめるためのヨーガ呼吸法

放射能汚染は、肉体の健康だけでなく、心の健康も蝕みます。それは不安と恐怖、怒り、無力感を私達にもたらします。

何度も強調しているように、アーユルヴェーダでは「心と感情の健やかさ・バランス」を「肉体の健康」と同等に扱っています。肉体の健康の鍵として消化吸収力や代謝力が重視されていますが、それらは働き過ぎや肉体上のストレスによってのみ、影響されるのではありません。

成功する人は、24時間365日、無休で働き続けるとはよく聞く話です。彼らは体をきちんと休めていないのに、なぜ病気にならないのでしょうか？

それは彼らが仕事することが大好きで、精神的・感情的に満たされていて、働き続けることが全く苦になっていないからです。逆に、肉体的には健康でも、現状に不満を抱えていたり、いつも過去を振り返りひねくれたり、怒っていたりすると、消化・代謝力が下がり、病気になってしまいます。このように、心をいつも穏やかにすることは、全体的な健康に非常に重要なのです。

ここでは、その場で手軽に実行できる、不安やストレスをしずめるためのヨーガ呼吸法（サンスクリット語で「プラーナヤーマ」と呼ばれる）をいくつか紹介します。

① アナロマ・ビロマ（肺活量を増やすプラーナヤーマ）

・正座または蓮華座の姿勢で、背筋を伸ばして座ります。
・目を閉じて、両鼻から完全に息を吐ききります。
・静かに、両鼻からゆっくりと吸っていきます。
・続けてゆっくりと吐いて行きます。
・呼吸は同じ長さでリズミックに行います。吐くときは、胸部または腹部を収縮させます。吸うときは、逆に膨らませます。息は止めません。（呼吸の停止（クンバカ）は行いません）
・吸って吐いてを一ラウンドとし、10回から30回まで行います。

【効果】

肺、心臓、胃が浄化され、リズム感のよい呼吸ができるようになります。肺活量が増し、肺関連の症状が緩和されます。

② ナーディ・シュッディ（気道を浄化するプラーナヤーマ）

・正座または蓮華座の姿勢で、背筋を伸ばして座ります。
・目を閉じて、両鼻から完全に息を吐ききります。
・右鼻を右手の親指で押さえ、ゆっくりと深く、完全に左の鼻穴から息を吸っていきます。
・息を吸いきったら、右手の親指を離し、右鼻を開き、左鼻を右手の薬指と小指で押さえます。そして、右鼻からゆっくりと息を吐いていきます。吐ききったら、今度は右鼻から息を吸い込み、左鼻へ吐いていきます。これを一ラウンドとします。

・呼吸は両鼻とも、同じ長さか、吸う息と吐く息が一対二の割合になるような間隔で行います。

・これを10回から30回まで行います。

【効果】

「ナーディ」と呼ばれる気道を浄化することによる、若返り、視力アップ、消化力アップなどの効果があります。

③ シートカーリ（舌を折り曲げて行うプラーナヤーマ）

・背筋を伸ばして、正座でも蓮華座でも心地よい座位で行います。または、立ったままでもいいです。

・舌を後ろ側に折り、舌の先端を口蓋につけ、舌の両側が少し開いているようにします。この舌の両側の隙間から、摩擦音をたてながら息を吸います。

・無理なく息を止めます。（クンバカを行います）

・両鼻からゆっくり連続的に息を吐いていきます。

・吐ききったところで、無理なくしばらく息を止めます。

・これを5回から30回まで行います。

④ シータリー（舌を丸めるプラーナヤーマ）

・舌を出して、両端を丸めて、鳥のくちばしのような狭く長い通路をつくります。くちびるで舌

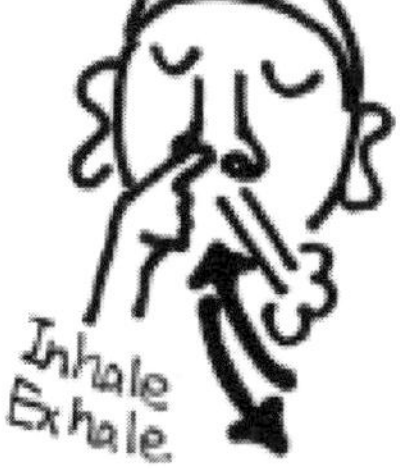

に圧力をかけることによって、通路はさらに狭くなります。摩擦音をたてながら息を吸い、舌の間の空間を空気が通って行く際の冷たさを感じてください。
・無理なく吸う息が止まるようにします。両鼻からゆっくりと息を吐いていきます。
・無理なく息を止めます。
・吐ききったところで、無理なくしばらく息を止めます。
・これを5回から30回まで行います。

⑤ サダンタ（歯間から息を吸うプラーナヤーマ）

・上の歯と下の歯を合わせます。
・歯と歯のすき間からゆっくりと、連続して息を吸っていきます。
・無理なく息を止め、両鼻から吐いていきます。
・吐ききったところで、無理なくしばらく息を止めます。
・これを5回から30回まで行います。

【効果】

右の3つの呼吸法には、すべて同様の冷却効果があります。この冷却効果は、心をしずめ、精神的な不安や緊張を消し去ります。

また、呼吸器系の疾患に対する抵抗力を強めてくれます。サダンタは、特に歯槽膿漏や歯茎過敏に効果的です。

9　心を鎮めるマントラ詠唱

マントラとは

マントラとは、サンスクリット語で「言葉」や「文字」を意味します。

古代インドのヴェーダ聖典の中の、神様に対する賛歌や祈りの言葉のことです。密教では「真言」と呼ばれ、仏への賛歌や祈りを短い抽象的な言葉によって表現します。西洋のキリスト教では、「アーメン」がマントラとして使われます。

日本ではお経がマントラとして使われます。日本人にとって一番馴染みが深いものは、「般若心経」でしょうか。お経は元々、サンスクリット語の音を日本語の当て字に直したものです。

日本では「言霊」として知られるように、1つひとつの言葉とその音に聖なる力、あるいは「魂」が宿っているといわれています。お経やマントラを唱えることで、宇宙とつながり、一体感を感じ、不安をしずめ、心を浄化することができます。

心の中でこのマントラを唱えて、ネガティブな感情を追い払う

ここでは「ガヤトリ・マントラ」と呼ばれる、ヴェーダ聖典の中でも最高峰のマントラを紹介します。このマントラは、アーユルヴェーダの授業の開始時と終了時に、唱えられます。

また、医療施設での治療中、集中したいとき、心を落ち着けたいときはいつでも、心の中でこのマントラを唱えて、ネガティブな感情を追い払うことができます。

「OM BHUR BHUVA SVAHA
オーム　ブール　ブワッ　スワハ
TAT SAVITUR VARENYAM
タット　サヴィトゥール　ワレーニャム
BHARGO DEVASYA DHEEMAHI
バルゴーデーヴァッシャディーマヒ
DHIYO YUNAH PRACHODAYAT
ディヨーヨーナ　プラチョーダヤート
［以上を3回繰り返す］
OM
オーム」

【解釈】
［オーム　光は天と地と大気に満ちて 光より栄光、光輝、恩寵流れいづ 光である内なる英知を 神よ　我らに目覚めさせたまえ］

このマントラを朝、昼、晩に3回ずつ唱えることで、その日に犯した罪が帳消しになります。だからといって、もちろん罪を犯していいわけではありません。

このガヤトリ・マントラ以外にも、とにかく自分にとって最も心地よいマントラを用意しておくとよいでしょう。集中力を高めたいときや精神的に不安定なときなど、きっとあなたの生活に安定と静けさをもたらしてくれるでしょう。

マントラの波動には、唱える人の内も外も浄化する作用があり、意識を純粋にします。その結果、唱える人の意識に高次元の「気づき」が生まれることもあります。

ヨーガや瞑想を行じる際に、ただ「オーム」と唱えるだけでもいいですし、朝御仏壇で「南無阿弥陀仏」と唱えるだけでもいいでしょう。これを日常的習慣として行うことが重要なのです。

また、日頃何気なく使っている言葉にも魂はこもっています。ですから、普段から積極的に、「ありがとう」や「愛しています」などのポジティブな言葉を選んで使うようにすると、気持ちも前向きになり、心身の健康によい効果があるでしょう。

ところで、私達には、肉体の他に高次のエネルギー体である、エーテル体（気の体、現在知られている物質より精妙な物質の体）、アストラル体（感情に対応する体）、メンタル体（思考に対応する体）があるといわれています。それらの目に見えないエネルギー体の中枢が「チャクラ」と呼ばれるものです。一般に誤解されることが多いのですが、「チャクラ」は肉体に存在するものではありません。

音の波動には周波数があり、各々のチャクラにも特定の周波数があります。特定のマントラを唱えることで、ラジオチャンネルのチューニングを行うように、チャクラのチューニングする（バランスを整える）こともできます。

10　サウンドセラピー

サウンドセラピー（音楽療法）とは

「ナーダ・ブラフマン」とは、「音は神なり」という意味のサンスクリット語です。ナーダは「音・波動・振動」、ブラフマンは「神＝宇宙原理」をあらわします。ヴェーダ聖典では、宇宙原理は最初、波動として物質界に顕現したといわれています。つまり、すべての物質、細胞、さまざまな器官、そして生物の生理機能が、この宇宙の波動に基づいているのです。この概念に基づき、「音」の持つ波動（ヴァイブレーション）によって心身の波動調整をし、生理機能を改善することができるのです。

このように、マントラやシンギングボウル、クリスタルボウル、その他自然音やガンダルヴァヴェーダ（インドの古典音楽）などの「音」の波動を用い、心身のエネルギーバランスを整え、自然治癒力を高め、免疫力を回復させるセラピーのことを「サウンドセラピー（音楽療法）」といいます。

鎮痛作用と治癒作用をもたらす

カリフォルニア州サンディエゴ市にあるシャープ・カブリリョ病院の神経科科長、および同市のチョプラ健康センターの医長であるデーヴィット・サイモン博士の研究によると、「癒しを目的とする詠唱や音楽には計測可能な生理学的効果がある。詠唱によって脳内麻薬様物質の分泌が促進され、それが鎮痛作用と治癒作用をもたらす」と指摘されています。

また、カリフォルニア人間科学研究所教授、及び神経聴覚研究所所長のジェフリー・トンプソン博士はシンギングボウルをはじめとする楽器の生理作用について画期的な研究を行っています。トンプソン博士の研究結果によると、シンギングボウルの持つ音の周波数と音調は天王星の輪が発している音のそれと同じであるそうです。トンプソン博士はこれらの研究結果を、学習遅滞児の治療やさまざまな身体的疾患の治療にも応用しています。

たとえば、クリスタルボウルとは、シリカサンドという純粋な水晶の粉を何千度という温度で焼いて固めてつくられた楽器のようなもののことですが、その音の波動は、人間の耳で認識できる範囲をはるかに超越し、平原だと約2キロメートルにも達するといわれています。

【図表31　オーストラリア・ネーティポット】

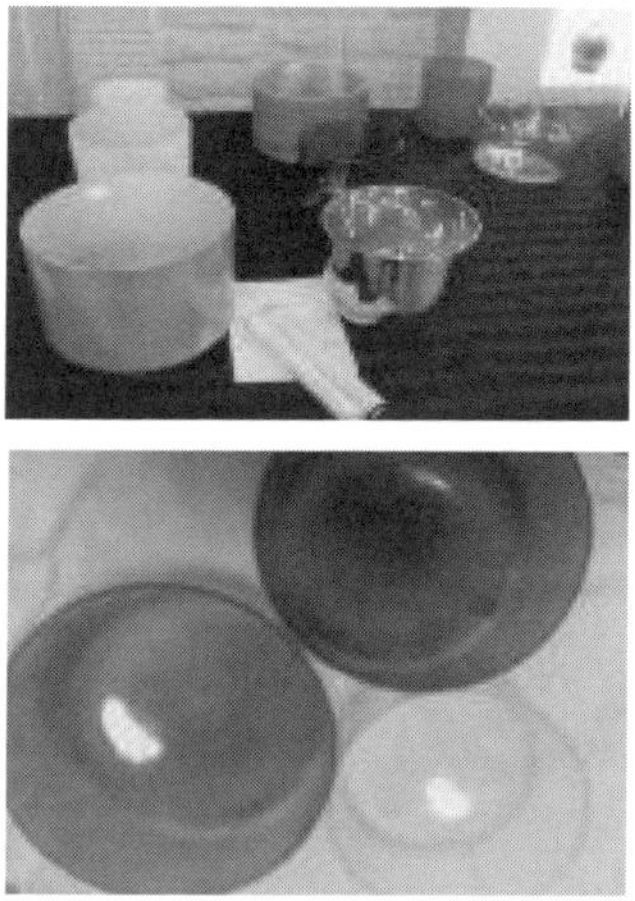

その波動は、身体の細胞1つひとつに響き、安らかな心地よさと深いリラクゼーション状態をつくり出します。心身がリラックスすると交感神経の働きは抑えられ、副交感神経が優位になり、心身の緊張がほぐれてストレスは緩和されます。

そして、脳波はアルファ波やシータ波（アルファ波よりも深いリラクゼーション状態にある時の脳波）に変わります。

11　瞑想を通じてワンネスを体感する

心の中に溜まったネガティブな思いを浄化するための必須アイテムとして瞑想を勧める

「病は気から」といわれるように、アーユルヴェーダでは体の病の原因の多くは心にあるため、バランスのとれた心の状態は健康維持と病からの回復に不可欠と考えられています。

そこで、不安や不満、嫉妬、執着や迷いなど心の中に溜まったネガティブな思いを浄化するための必須アイテムとして瞑想を勧めています。

たとえば、前項で述べましたいわゆるヒーリングミュージックは意識を拡大し、瞑想・祈りをより深めることができます。

近年、瞑想や祈りが脳内バランスに変化を起こし、神経ペプチドとホルモンなどの体内の化学物質が刺激され、それによってストレスが軽減・解消されるという研究結果も発表されており、大きな話題となっています。

日々の生活においてほんのわずかな時間でも瞑想を実践すると、さまざまな肉体的・精神的効果を実感できるとの報告があります。

たとえば、「リラックスできる」「熟睡できる」「悩みが減る」「集中力・理解力が高まる」など個人差はありますが、その他にも数多くの効果が報告されています。

宇宙との一体感（ワンネス）が体感できる

また、ある時点で、宇宙との一体感（ワンネス）が体感できるようになります。

ワンネスを体感するというのは、その人が自分自身や身に起こっている出来事をありのまま受け入れ、自分が社会や世界、宇宙の一部であることを実感することです。そこには無理や我慢、葛藤や偽りがなく、代わりに自由、解放、豊かさが感じられます。

ヴェーダの教えの中に、サンスクリット語で「幻想」を意味する「マーヤ」という概念があります。それによると、物質世界は、マーヤ（相対性と二元論の原理）の法則に操られています。二元論は善と悪、幸と不幸、富と貧、光と影などの背反する2つの原理のことです。このような法則に操られた二元論世界はしょせん幻想で、いわゆる現実世界は唯一の実在であるブラフマン（梵）がマーヤとして自己顕現したものに過ぎないというわけです。

しかし、実際のところ、それが真実かどうかはわかりません。

そういった何が実在か非実在かを確定できない混沌とした状態、または自分の思いがつくり上げている（真実だと思い込んでいる）現実が、マーヤ（幻想）なのです。

ワンネスの意識は、エゴの殻を打ち破る効果がある

マーヤの下では、人間と他の生物、植物、鉱物も、すべて元々は大宇宙の一部でひとつのものであるのに、全く違う存在のように錯覚してしまいます。

ワンネスの心の状態では、マーヤは存在しません。ですから、ワンネスの感覚を体験するように

なると、エゴ（自我）がマーヤに振り回されなくなります。エゴは本質的に自分の望みどおりの現実を体験しようとしますが、ワンネスの意識は、エゴの殻を打ち破る効果があるからです。

その結果、心理的葛藤や他者とのエゴの軋轢が減り、静寂・無条件の愛・許し・自由などを体験でき、「今ここにある」ことが容易になります。

過去・未来を超越した「永遠の今」にあるときこそ、心身魂が調和します。この意識こそ、自然治癒力や免疫力の活性化に不可欠な要素なのです。

そして、心身魂と感情のバランスが取れた状態で瞑想を続けていくと、やがて、瞑想とは、外側を旅することではなく、自分の内側を旅することであることに気づくでしょう。菜食主義、非暴力、自然の多いサットヴァ（純粋性）に満ち溢れた環境は、さらにこの内なる旅を後押しします。

そして、サウンド瞑想やタントラやヤントラなど、感覚器官を使った瞑想と呼ばれるものは、感覚器官を使っている自体で、すでに瞑想でないことに気づくでしょう。

瞑想歴50年近くにもわたる元チベット僧侶（現在オーストラリア・アーユルヴェーダカレッジの学長）の話によると、真に瞑想が深まった状態では、感覚器官は一切機能しておらず、その働きを超越したところで、内なる鐘の音を聞くことだそうです。この覚醒意識下では、肉体は死んでいるも同然です。

つまり、毎日数時間の深い瞑想を行うことで1日1回死ぬのです。臨死体験をした人がその体験後、人生観が変わったという話はよく聞きますが、毎日1回死んでいたら、相当達観した人生観を持てるでしょう。

参考資料

- 市川定夫、「第三版　環境学－遺伝子破壊から地球規模の環境破壊まで」藤原書店、１９９９年、p.232-235.
- IPPNW（核戦争防止国際医師会議）ドイツ支部（著）、松崎 道幸（翻訳）、「チェルノブイリ原発事故がもたらしたこれだけの人体被害：科学的データは何を示している」合同出版、２０１２年
- Textbooks of Cert IV in Ayurvedic Lifestyle Consultation & Advanced Diploma in Ayurveda　by Ayurveda College, pty.
- Menon Aditya and C. K. K. Nair, Ayurvedic formulations as therapeutic radioprotectors: preclinical studies on Brahma Rasayana and Chyavanaprash, CURRENT SCIENCE, VOL. 104, NO. 7, 10 APRIL 2013
- Loseva, L.P. & Dardynskaya. I.V. 1993. Spirulina natural sorbent of radionucleides. Research Institute of Radiation Medicine, Minsk, Belarus. Paper presented at the 6th International Congress of Applied Algology, Czech Republic.
- "Bottled tea beverages may contain fewer polyphenols than brewed tea"
  http://portal.acs.org/portal/acs/corg/content?_nfpb=true&_pageLabel=PP_ARTICLEMAIN&node_id=222&content_id=CNBP_025388&use_sec=true&sec_url_var=region1&__uuid=82dadf69-0f84-413f-adf5-876a2e8d308c
- Relationship between Caesium (137Cs) load,cardiovascular symptoms, and source of foodin “Chernobyl” children - preliminaryobservations after intake of oral apple pectin” Authored By G. S. Bandazhevskaya, V. B. Nesterenko, V. I. Babenko, I. V. Babenko,T. V. Yerkovich, Y. I. BandazhevskyInstitute of Radiation Safety Belrad,Minsk, Republic of Belarus
  http://www.smw.ch/docs/pdf200x/2004/49/smw-10219.pdf
- “Comparison of the nutritional value between brown rice and white rice” Callegaro Mda D, Tirapegui J. Arq Gastroenterol. 1996 Oct-Dec;33(4):225-31.
- David Winston, Steven Maimes　熊谷千津、法眼信子訳「アダプトゲン」フレグランスジャーナル社、２０１１年
- John Conrick（原著）, 大沢 俊彦（翻訳）, 本堂 由紀（翻訳）「ニーム―忌虫効果で無農薬を可能にするインドセンダン」フレグランスジャーナル社、２０１３年
- http://www.mhlw.go.jp/stf/houdou/2r98520000014tr1-img/2r98520000015k18.pdf
- 「音はなぜ癒すのか」　ミッチェル・ゲイナー著、上野圭一・菅原はるみ訳、無名舎、２０００年

福島第一原発事故は、まだ完全に収束していません。今もなお大量の放射性物質が飛散しているのです。長期にわたる低線量被曝の人体に対する影響は、一人ひとり異なるといわれています。即座に異常を感じる人もいれば、数十年後に異常を経験する人もいます。

結局、「時間の流れ」しか、その影響を明らかにしてくれるものはないでしょう。今現在私達にできることは、決して低線量被曝の影響を軽んじることなく、日々の健康管理に取り組むことです。

インドで何万年もの間、受け継がれてきたアーユルヴェーダの健康法が、あなたの健康管理のお役に立つことを祈ります。

アーユルヴェーダによると、被曝対策において最も重要な点は、高いオージャスを維持することです。オージャスは、異常を引き起こす可能性のある、被曝し損傷した細胞組織に抵抗力を与え、免疫力を強化し、体が病に対抗できるようにサポートします。オージャス（免疫力、活力）が高いと、消化・吸収力、排尿・排便・発汗などの代謝機能が正常に働きます。

オージャスを高めるためには、サットヴァを心に増やすことが肝心です。早寝早起きの規則正しく健康的な生活習慣と食生活、ヨガ、瞑想、祈り、森林浴、園芸、農業、呼吸法の実践、社会奉仕、内観、サウンドセラピーなどによって、サットヴァを増やすことができます。

ヨガでは古代から、心や欲望、感覚器官をコントロールすることの重要性を説いてきました。ヨガ聖典の「バガヴァッド・ギーター」には、人間の感情や感覚器官は暴走する暴れ馬のようなもので、欲や嫉妬、怒りや憎しみ、喜び、悲しみなどの諸々の感情や感覚器官の刺激に、翻弄されがちであると記されています。

そこで、暴れ馬を操る御者が必要になります。この御者こそが、私達の「理知」であり、御者が手にする手綱は「意思」だといわれています。御者はしっかりと手綱を操り、暴れ馬をコントロールしなければなりません。つまり、理知と意思の力が働かないと、心と感覚器官を正しい道へと導くことはできないのです。

今日の社会で起こっていることはすべて、この私達の中の「暴れ馬」の暴走によるものでしょう。その結果、生態系を破壊する原発・放射能という悪魔を生み出してしまいました。

なぜ、今日の悲劇が起こったのか、私達一人ひとりが胸に手を当てて考えてみることが大事です。故郷を追われた人達も海も空も土壌も泣いています。

宇宙と人と自然が調和していて、すべての生命体が幸せで健康でいること以外に大切なことはあるでしょうか？

今こそ私達は、生活において何が一番重要なのか、優先順位を明確にしなければいけません。

大平　悦子

著者略歴

大平　悦子（おおひら　えつこ）

オーストラリア・アーユルヴェーダカレッジ（Ayurveda College, Pty. Ltd.）にて Cert IV in Ayurvedic Lifestyle Consultation、Advanced Diploma of Ayurvedaを習得。現在、オーストラリア、日本の両国においてアーユルヴェーダの推進、教育に従事する。NPOオーストラリアニーム協会・アーユルヴェーダカレッジ日本事務局。またヨーガ・セラピストとして、クリスタルボウルを使ったサウンドヒーリング＆ヨーガのワークショップを世界各地で開催。著書「アーユルヴェーダハウス」産調出版より発売中。
HP: http://www.australia-ayurvedahouse.com/
ブログ：http://ameblo.jp/ayurvedist/
お問合わせ：etsukoneem@yahoo.co.jp

＊オーストラリア・アーユルヴェーダカレッジとは、1980年に設立されたアーユルヴェーダ専門の教育機関です。Kyogle、Byron Bay、Coolangattaにてアーユルヴェーダセンターを運営します。
HP: http://www.ayurvedahouse.com.au/
お問合せ：info@ayurvedahouse.com.au

体内毒素から身を守る「アーユルヴェーダの健康法」

2013年7月19日発行

著　者　大平　悦子　©Etsuko Oohira
発行人　森　　忠順
発行所　株式会社 セルバ出版
〒113-0034
東京都文京区湯島1丁目12番6号 高関ビル5B
☎03（5812）1178　FAX 03（5812）1188
http://www.seluba.co.jp/
発　売　株式会社 創英社／三省堂書店
〒101-0051
東京都千代田区神田神保町1丁目1番地
☎03（3291）2295　FAX 03（3292）7687

印刷・製本　モリモト印刷株式会社

Printed in JAPAN
ISBN978-4-86367-122-5